这本日记属于

……………………………………………

……………………………………………

我的拾月旅程

大肚照,萌宝照,甜蜜一家亲
最喜欢哪一个?
把照片粘贴在封面凹处
记录只属于自己的十月心路历程
让每一页的惊喜,都成为一生的回忆

目 录

孕育宝宝重要事件提醒 / 3
科学备孕，生个好宝宝 / 4

孕早期（孕 13 周之前）孕妈妈应该知道的孕期知识 / 8

孕 1~4 周 宝宝悄悄地来了 / 9

孕 5~8 周 宝宝开始游玩了 / 15

孕 9~12 周 小小人儿初长成 / 25

孕中期（孕 13~27 周）孕妈妈应该知道的孕期知识 / 34

孕 13~16 周 自由活动的宝宝 / 35

孕 17~20 周 妈妈胖了，宝宝大了 / 45

孕 21~24 周 幸福无处不在 / 55

孕 25~27 周 快速生长的宝宝 / 63

孕晚期（孕 28 周及以后）孕妈妈应该知道的孕期知识 / 70

孕 28~32 周 行动越来越吃力 / 71

孕 33~36 周 待产包整理好了吗 / 81

孕 37~41 周 和宝宝见面啦 / 91

产后母婴护理的注意事项 / 102
新生儿护理重点事项提醒 / 103
宝宝出生记录 / 104
孕期血压、体重自测表 / 108
0~1 岁儿童发展的里程碑 / 110

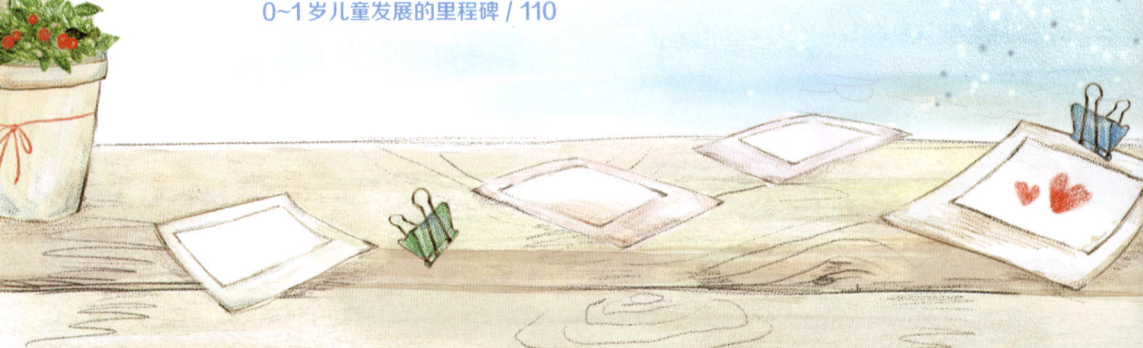

孕育宝宝重要事件提醒

10 个月，280 天，新生命从孕育到诞生。
以下事件要特别注意，孕期安全才安心。

★ 怀孕前接受孕前优生检查

★ 科学备孕，计划妊娠，优孕优生

★ 孕前三个月到孕早期三个月每天服用叶酸

★ 停经后及早确认怀孕

★ 发现怀孕后及时到医院建档，领取《母子健康手册》

★ 遵医嘱，按时到正规医院进行产检

★ 发现孕期高危因素，及时就医

★ 孕 15~20 周，唐氏筛查

★ 孕 16~24 周，排畸超声筛查

★ 孕 24~28 周，孕期糖尿病筛查

★ 出现异常状况及时就医

★ 住院分娩，母乳喂养

★ 及时进行新生儿疾病筛查

科学备孕，生个好宝宝

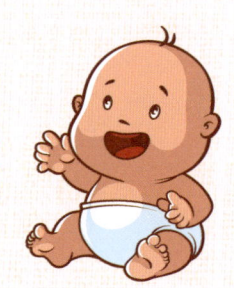

爸爸妈妈，
我的健康和你们息息相关哦！

备孕爸妈的健康，是宝宝健康的源头。
准备怀孕了，下面的准备工作可以根据自己的情况提前做好。
孕前优生检查、叶酸补充，这都是孕育健康宝宝的重要保障措施。
下面的重点事项都记住了吗？

生理准备

- 准备怀孕前的 3~6 个月要去做孕前优生检查，接受咨询指导；
- 适宜生育的年龄为男 25~35 岁，女 24~29 岁；
- 怀孕前体重指数（BMI）在 18.5~23.9 之间最好；
- 注意牙齿和口腔健康；
- 控制慢性病，谨防感染性疾病；
- 不要滥用药物，需要用药时可寻求医生帮助；
- 特殊备孕要及时寻求医生帮助。

孕前营养

- 准妈妈要养成良好的膳食习惯；
- 膳食多样化，适量增加富含优质蛋白的食物，如鱼、鸡蛋、牛奶；
- 适量增加富含叶酸的食物，如深绿叶蔬菜、柑橘类水果、豆类、干果类、动物肝脏等；
- 少吃腌菜、腊肠和腌肉；
- 围孕期应每日补充叶酸 0.4~0.8 毫克，或含有等量叶酸的多种维生素。

生活方式

○ 远离不安全因素，包括有毒有害物质和放射线；
○ 要树立健康文明的生活方式，养成良好的生活习惯，戒烟戒酒，远离吸烟人群和毒品；
○ 避免高强度工作、高噪音环境；
○ 坚持适量运动。

心理准备

○ 夫妻共同制定生育计划；
○ 调整心态，放松心情；
○ 积极学习孕期知识和育儿知识。

怀孕的准备，备孕爸妈都做到了哪些？

政策解读：惠民政策有哪些？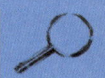

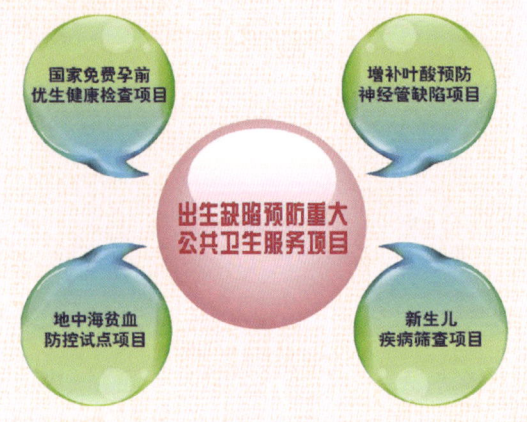

💡 **小提醒**

☆ 建议在准备怀孕前3~6个月内接受孕前优生健康检查；
☆ 准爸爸的孕前优生检查同样重要。

☆ 准备怀孕的农村户口夫妇可在定点服务机构享受免费的孕前优生健康检查服务。大多数省、市、自治区和直辖市的城镇户口夫妇也可享受免费孕前优生健康检查，具体可咨询相关部门。

☆ 从准备怀孕到怀孕后三个月内，农村准妈妈可以到辖区内指定机构免费领取叶酸。

☆ 南方10个省份126个项目县（市、区）的新婚夫妇和计划怀孕夫妇，均可免费享受地贫筛查、基因检测、产前诊断等服务，预防重型地贫儿出生。

☆ 21个省（市、区）14个集中连片特困地区354个县（市、区）的新生儿，均可免费享受苯丙酮尿症、先天性甲状腺功能减低症及听力障碍筛查，促进早诊早治。

科普课堂：如何避免出生缺陷？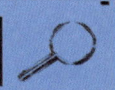

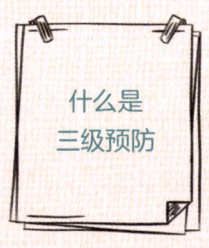

什么是三级预防

○ 一级预防是婚前孕前预防，在婚前、孕前和孕早期进行健康教育、优生检查和咨询指导，目的是减少出生缺陷的发生。

○ 二级预防是孕期预防，孕期开展产前筛查和产前诊断，旨在减少致死、严重致残缺陷儿的出生。

○ 三级预防是出生后预防，对新生儿进行先天性疾病筛查和诊断，对出生缺陷患儿进行治疗康复，目的是减少儿童残疾，提高患儿生存质量。

出生缺陷：指婴儿出生前发生的身体结构、功能或代谢异常。

发生时期：最常发生在妊娠早期（孕12周以内），胚胎发育的第3~8周通常被认为是高致敏期。

发生原因：大多数出生缺陷主要由遗传因素与环境因素共同作用引起，主要有以下原因：

◎ 近亲结婚生育遗传病发生率明显增加；

◎ 高龄怀孕生育后代唐氏综合征的发病风险提高；

◎ 孕期营养缺乏会造成胎儿畸形，如叶酸缺乏会造成神经管畸形；

◎ 孕妇被病毒感染，如风疹病毒会导致新生儿耳聋、先天性心脏病、青光眼、视网膜炎等；

◎ 孕前疾患，如孕前糖尿病会增加胎儿畸形的发生；

◎ 怀孕期间使用了致畸药物；

◎ 孕期不良嗜好，如吸毒、吸烟、饮酒、大量饮用咖啡；

◎ 接触有毒有害物质，如汞、铅、苯、农药、X射线。

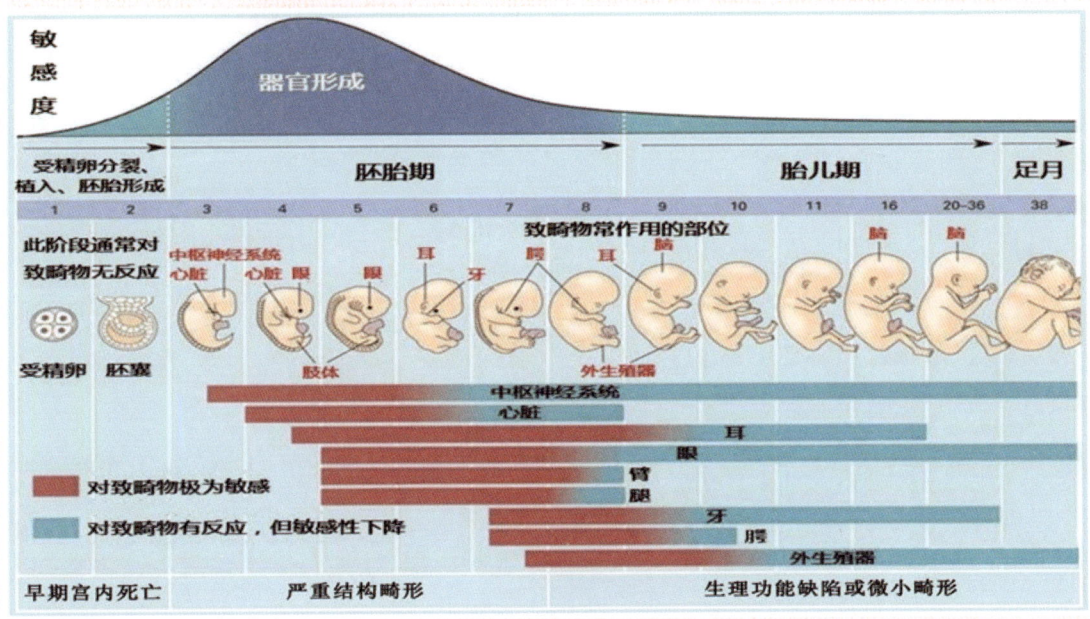

胚胎发育时期和畸形发生的关系

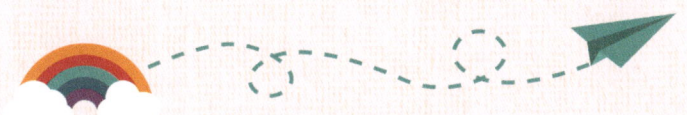

孕早期（孕 13 周之前）
孕妈妈应该知道的孕期知识

医生这样说：

☐ 继续补充叶酸，每日0.4~0.8毫克到孕三个月；

☐ 避免接触农药、辐射等有毒有害物质；

☐ 不乱吃药，患病应当及时就医、严格遵医嘱服药；

☐ 改变不良生活习惯；

☐ 保持心情舒畅和健康生活方式；

☐ 多数早孕反应程度轻的孕妈妈，早孕反应在孕12~16周可自行消失；

☐ 根据自身情况选择合适的运动；

☐ 评估高危风险，注意有无妊娠并发症；

☐ 如果出现阴道流血、腹痛、发热、剧烈呕吐不能进食等情况，要及时就医；

☐ 孕妈妈的首次产检在确定妊娠之后立即进行，应在孕12周之前。

亲爱的孕妈妈，上面这些都做到了吗？给自己打个分吧！
还有哪些方面需要继续努力：

_____

_____

_____

_____

_____

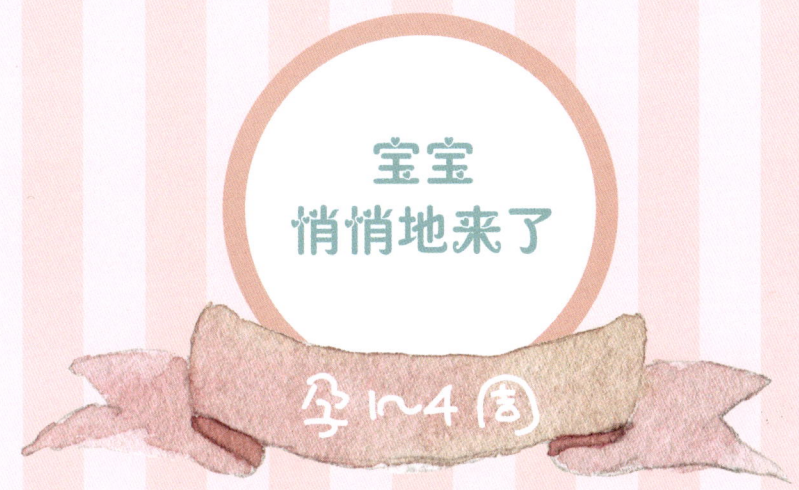

宝宝悄悄地来了

孕1~4周

第 1 周
时刻准备着

本周关注：□体检　□营养　□身体变化　□生活细节　□胎教

记录日期：　　　　　　　天气：

心情：

重要生活事件：

妈咪心情日记

做好怀孕的准备了吗？写一写自己的心情吧！

小提醒
吃叶酸了吗？

本周关注： □体检 □营养 □身体变化 □生活细节 □胎教

记录日期： 　　　　　天气：

心情：

重要生活事件：

第 2 周
爱情的种子萌芽了

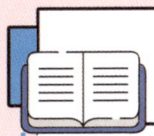

小科普
叶酸到底有什么用？

　　叶酸可预防胎儿神经管缺陷。神经管形成宝宝的中枢神经系统，是非常重要的器官，也是胚胎早期最先发育的器官，受孕后的第 26~28 天（即停经 40 天左右）是神经管分化和形成的重要时期。叶酸缺乏是神经管缺陷发生的独立危险因素。

　　叶酸不仅可以预防神经管缺陷，对先天性心脏病、唇腭裂、泌尿系统畸形等也有一定的预防作用，而且还会减少胎盘早剥、早产、宫内发育迟缓和新生儿低出生体重的发生。

　　叶酸在整个孕期都可服用，可降低孕妈妈高脂血症的发生风险。

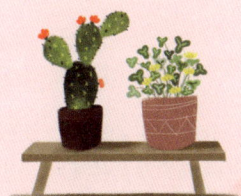

第 3 周
幸福就在不知不觉中

本周关注：□体检　□营养　□身体变化　□生活细节　□胎教

记录日期：_____　　天气：_____

心情：_____

重要生活事件：_____

孕育宝宝是两个人的事情，作为准爸爸，你都做了哪些准备工作？

_____

_____

_____

_____

_____

_____

_____

准爸爸小贴士
健康精子和健康卵子的结合，才能孕育健康的宝宝，所以，准爸爸和准妈妈的孕前优生检查同样重要哦！

本周关注： □体检　□营养　□身体变化　□生活细节　□胎教

记录日期：_____　　天气：_____

心情：_____

重要生活事件：_____

第4周
感知幸福

计算一下我的体重符合标准吗？

孕期体重增长值推荐量（根据孕前BMI）

孕前体重状态	BMI（千克/米²）	孕期总增重范围（千克）
低体重	<18.5	12.5~18.0
标准体重	18.5~23.9	11.5~16.0
超重	24.0~27.9	7.0~11.5
肥胖	≥28.0	5.0~9.0

我的BMI值

$$\frac{体重（\quad）千克}{身高（\quad）米 \times 身高（\quad）米} = BMI（\quad）$$

我现在的体重：_____千克

我的孕期体重增长目标：_____千克

小贴士：什么是BMI？

BMI即体重指数（body mass index），计算公式：BMI=体重（千克）/身高（米）²，计算时，体重要以千克为单位，身高要以米为单位。比如，一位身高1.67米、体重65千克的成年女性，体重指数为BMI=65÷1.67²=23.3。这个人不胖也不瘦，体重适中。

本周关注： □体检 □营养 □身体变化 □生活细节 □胎教

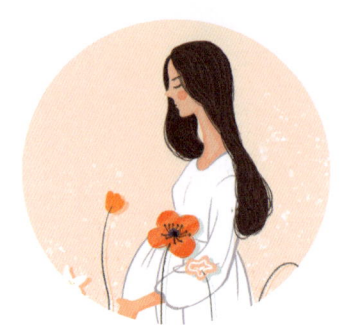

记录日期： 天气：

心情：

重要生活事件：

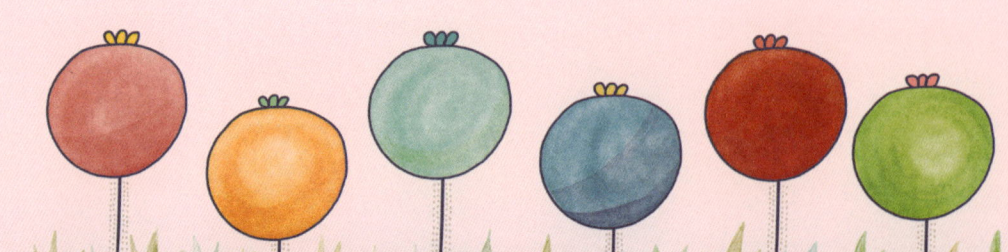

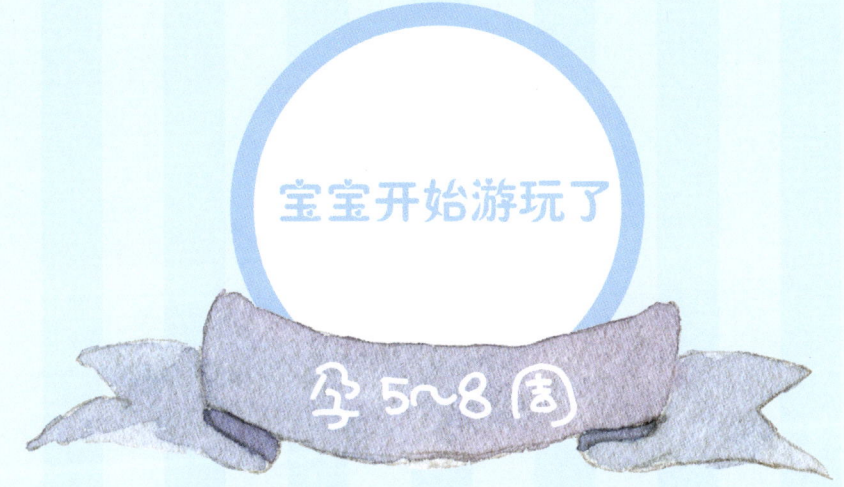

本周关注：□体检 □营养 □身体变化 □生活细节 □胎教

第5周
怀孕的喜悦

记录日期： 　　　　　天气：

心情：

重要生活事件：

> 进入发育敏感期，要多多注意哦！

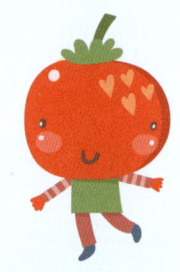

你怀孕了吗？

☆ 判断自己是否怀孕，通常有以下方式：
　　经期延后或停经；
　　基础体温持续升高；
　　有恶心、呕吐的感觉；
　　乳房有膨胀、刺痛的感觉；
　　易疲倦，想睡觉；
　　尿频。

☆ 可以用早孕试纸初步测试，或者直接到医院
　　进行HCG（即人绒毛膜促性腺激素）检测。
　　同房后15天即可验孕。

本周关注：☐体检 ☐营养 ☐身体变化 ☐生活细节 ☐胎教

记录日期： 天气：

心情：

重要生活事件：

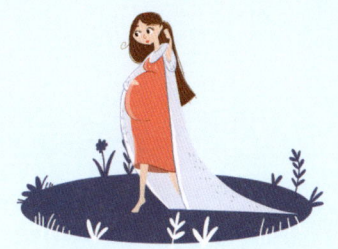

末次月经日期： 预测宝宝的生肖：

我的预产期： 预测宝宝的星座：

有高危的因素吗？

第 6 周
为人父母

本周关注：□体检 □营养 □身体变化 □生活细节 □胎教

记录日期：   天气：

心情：

重要生活事件：

当我知道自己成为妈妈的时候……

写下此时的心情，记录美好时刻！

本周关注： □体检　□营养　□身体变化　□生活细节　□胎教

记录日期：_____　天气：_____

心情：_____

重要生活事件：_____

当我知道自己成为爸爸的时候……
写下此时的心情，记录美好时刻！

_____

_____

_____

_____

_____

_____

_____

_____

_____

第 7 周
小小心愿

本周关注：□体检 □营养 □身体变化 □生活细节 □胎教

记录日期：＿＿＿＿＿＿＿＿ 天气：＿＿＿＿＿＿＿＿

心情：＿＿＿＿＿＿＿＿＿＿＿＿＿＿＿＿＿

重要生活事件：＿＿＿＿＿＿＿＿＿＿＿＿＿＿

孕期无小事，处处要小心！
如果出现以下任何症状，请记录下第一次出现的时间，并及时去医院就诊。

症状		日期
阴道流血	□有 □无	月　日
腹痛	□有 □无	月　日
发热	□有 □无	月　日
剧烈呕吐，不能进食	□有 □无	月　日

请教医生的问题：

医生嘱托：

小提醒
孕早期3个月，体重只能增长0.5~2千克，这一阶段体重增长不宜过多哦！

本周关注：☐体检 ☐营养 ☐身体变化 ☐生活细节 ☐胎教

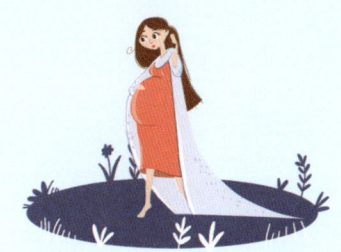

记录日期： 　　　　　天气：

心情：

重要生活事件：

小宝的昵称：

称呼的由来：

对宝宝的小小心愿：

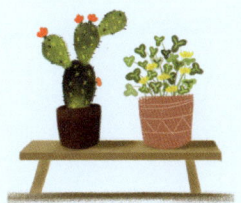

"妊娠五色"要知道

在第一次产检时，接诊医生会进行妊娠风险筛查和评估分级，按照孕前、孕期面临的风险程度分别以"绿、黄、橙、红、紫"五种颜色进行分级标识。

绿色属于低风险妊娠，黄色为一段风险妊娠，橙色、红色和紫色风险的孕妈妈属于高危妊娠，需要接受专案管理和咨询指导。妊娠风险不是一成不变的，医生会进行动态评估。

第 8 周
迎接改变

本周关注：☐体检　☐营养　☐身体变化　☐生活细节　☐胎教

记录日期：＿＿＿＿＿＿＿＿＿＿　天气：＿＿＿＿＿＿＿＿＿＿

心情：＿＿＿＿＿＿＿＿＿＿＿＿＿＿＿＿＿＿＿＿＿＿＿＿＿＿

重要生活事件：＿＿＿＿＿＿＿＿＿＿＿＿＿＿＿＿＿＿＿＿＿＿

妈咪的变化

早孕反应：☐严重　☐一般　☐轻微　☐无

生活规律：早上 ＿＿＿＿＿＿＿ 起床　晚上 ＿＿＿＿＿＿＿ 睡觉

饮食口味：☐酸　☐甜　☐辣　☐清淡

洗澡不超过 20 分钟：☐是　☐否

偏爱的食物：

厌恶的食物：

恶补的怀孕知识：

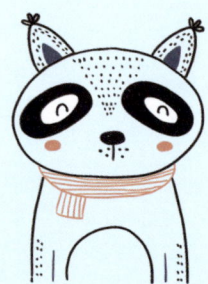

本周关注： □体检　□营养　□身体变化　□生活细节　□胎教

记录日期：　　　　　　　天气：

心情：

重要生活事件：

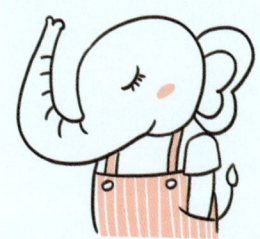

怀着忐忑的心情，终于迎来了第一次全面检查！

常规检查项目：体重、血压、心肺、妇科检查、血常规、尿常规、血型、肝功能、肾功能、阴道分泌物、HIV、乙肝表面抗原、梅毒血清学检测。

建议检查项目：血糖/宫颈脱落细胞检查（孕前12月未检查者）、沙眼衣原体检测、淋球菌检测、心电图等。

本周关注： □体检 □营养 □身体变化 □生活细节 □胎教

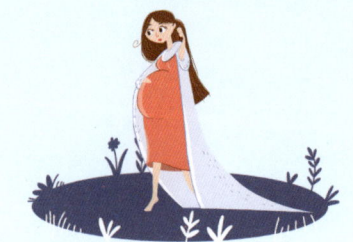

记录日期： 　　　　天气：

心情：

重要生活事件：

产检心情：

我做了这些检查：

产检报告关键数值：

医生嘱托：

小提醒

整个孕期，农村产检不少于5次，城市产检不少于7次，孕28周前要每月体检一次哦！

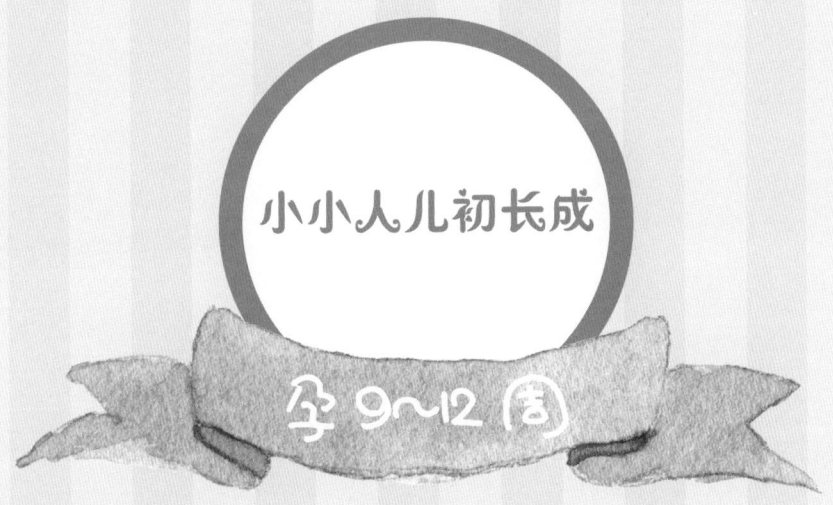

第 9 周
初为人母的困惑

本周关注：□体检 □营养 □身体变化 □生活细节 □胎教

记录日期： _____ 天气： _____

心情： _____

重要生活事件： _____

妈咪的变化

早孕反应：□严重 □一般 □轻微 □无

生活规律：早上 _____ 起床 晚上 _____ 睡觉

饮食口味：□酸 □甜 □辣 □清淡

洗澡不超过 20 分钟：□是 □否

准爸爸小贴士

要多安慰有妊娠反应的孕妈妈哦！可以设法转移她的注意力。如果反应严重，记得要陪她去看医生。要体谅、尊重孕妈妈，孕妈妈保持愉悦的心情，对胎宝宝的发育更有利。

本周关注： □体检 □营养 □身体变化 □生活细节 □胎教

记录日期： _____ 天气： _____

心情： _____

重要生活事件： _____

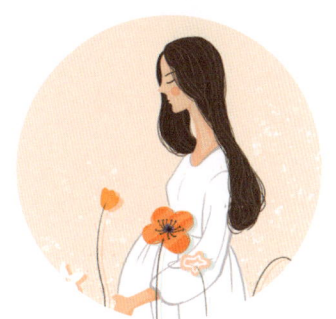

生活小妙招：如何缓解妊娠呕吐？

○ 不必强制进食，可以少食多餐；
○ 忌油腻食物，多吃谷类和水果；
○ 要避免饭后弯腰和平躺；
○ 多一些户外运动，保持心情舒畅；
○ 注意多休息，及时转移注意力；
○ 在医生指导下口服维生素B_6；
○ 准爸爸可以为妻子按摩，安抚情绪。

　　多数程度轻的早孕反应在孕妈妈怀孕12~16周后可自行消失。妊娠呕吐剧烈、难以进食的孕妈妈，应及时到医院检查。

第 10 周
营养要充足

本周关注：□体检 □营养 □身体变化 □生活细节 □胎教

记录日期：

体重： 腹围： 血压：

心情：

小提醒

怀孕后容易贫血，应定期验血，如果有头晕、身体虚弱、疲倦等症状，要及时就医。

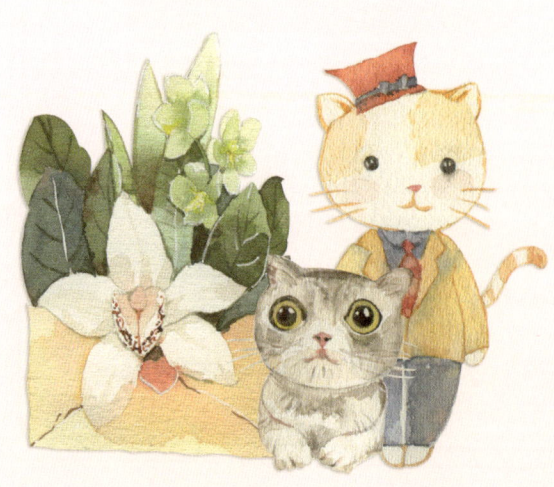

本周关注： □体检 □营养 □身体变化 □生活细节 □胎教

记录日期：

体重： 腹围： 血压：

心情：

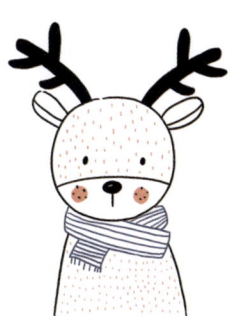

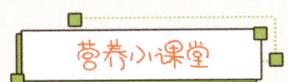

孕早期是胚胎发育和器官形成的重要时期，孕妈妈要特别注意孕期营养：
○ 继续保持孕前平衡膳食；
○ 饮食清淡适口，少量多餐；
○ 保证主食的摄入，避免油腻和煎炸食物；
○ 保证维生素和微量元素的摄入，合理食用富含叶酸、铁、锌、碘等的食物。

第 11 周
适应新变化

本周关注：□体检 □营养 □身体变化 □生活细节 □胎教

记录日期： 　　　　　天气：

心情：

重要生活事件：

我的身体变化

本周关注: □体检 □营养 □身体变化 □生活细节 □胎教

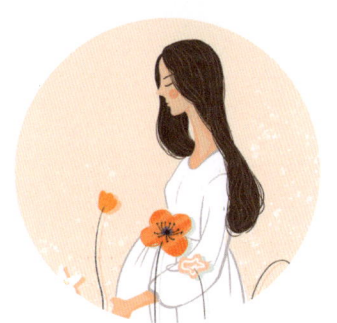

记录日期: _____ 天气: _____

心情: _____

重要生活事件: _____

青青的野葡萄
淡黄的小月亮
妈妈发愁了
怎么做果酱
我说:
别加糖
在早晨的篱笆上
有一枚甜甜的
红太阳
　　　——顾城《安慰》

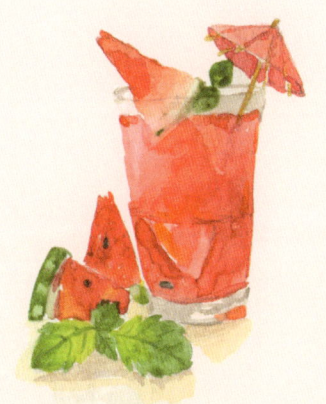

第 12 周
执子之手，一起养育

本周关注： □体检 □营养 □身体变化 □生活细节 □胎教

记录日期：   天气：

心情：

重要生活事件：

妈咪心情日记

本周关注：□体检 □营养 □身体变化 □生活细节 □胎教

记录日期： 天气：

心情：

重要生活事件：

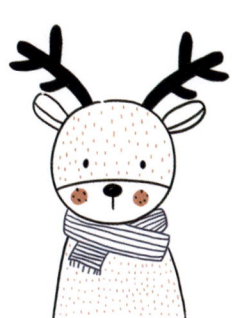

准爸爸的表现好不好呢？
对自己在孕早期的表现做个总结吧！

准爸爸能得几颗星？

孕妈妈对准爸爸的评价：☆ ☆ ☆ ☆ ☆

准爸爸的自我评价：☆ ☆ ☆ ☆ ☆

孕中期（孕13~27周）
孕妈妈应该知道的孕期知识

要按时进行孕期产检

○ 检查项目：

体重、血压、宫高、腹围、胎动情况、胎心、下肢水肿情况等身体检查，以及血常规、尿常规等实验室检查。

○ 记住几个关键时间点：

孕15~20周，需要静脉抽血做唐氏筛查；

孕16~24周，应该做一次排畸超声检查，进行胎儿畸形的全面筛查；

孕24~28周，应该做妊娠期糖尿病筛查。

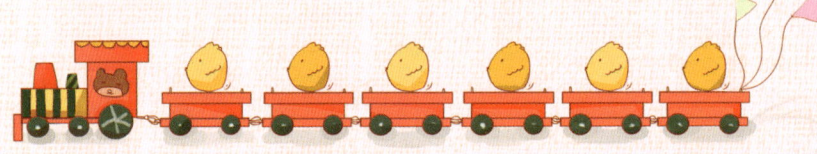

孕中期生活细节小提示

○ 每周检查体重增长值是否达标；

○ 增加鱼、禽、蛋、瘦肉等动物性食品和奶类的摄入量；

○ 多吃含铁的食物，如红肉、黑木耳等，维生素C可促进铁吸收；

○ 孕中期每日钙的补充量为1000毫克，每天至少饮用300毫升牛奶或食用等量的奶制品；

○ 每天喝适量水，多吃粗纤维食物，适量运动，预防便秘；

○ 每天应有不少于30分钟的中等强度运动，如走路、孕妇体操、游泳等；

○ 尽量避开拥挤环境；

○ 左侧、右侧睡姿均可，可以把脚垫高，尽量避免仰卧位休息；

○ 洗澡时间要缩短，一般控制在15分钟以内；

○ 性生活适当节制，注意不要压迫孕妈妈腹部。

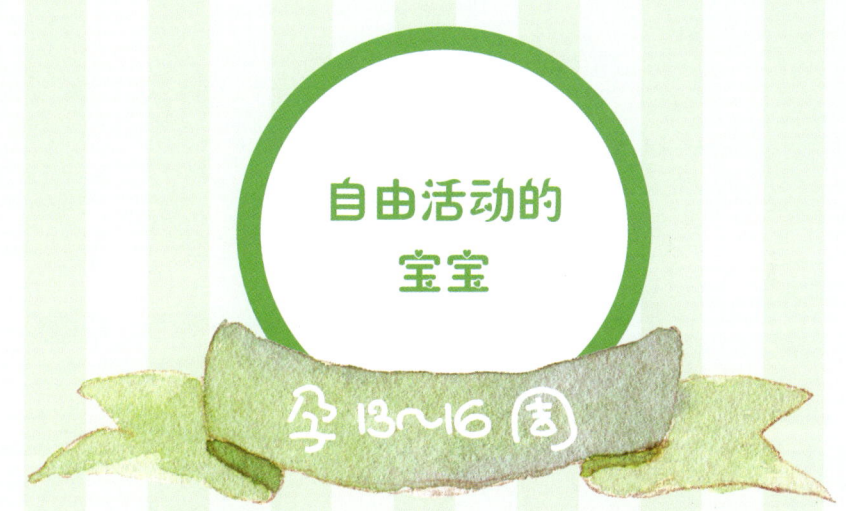

第 13 周
宝宝宝宝快快长

本周关注：□体检 □营养 □身体变化 □生活细节 □胎教

记录日期： 　　　　　天气：

心情：

重要生活事件：

营养小课堂

孕妈妈这一阶段要增加鱼、禽、蛋、瘦肉等动物性食品和奶类的摄入量，以获取更多的优质蛋白、钙和铁等营养素。
○ 孕中期开始，每天增加奶200克，每天奶总量达到500克；
○ 孕中期每天增加动物性食物（鱼、禽、蛋、瘦肉）共50克。每周吃1~2次动物肝脏或者动物血制品，防治贫血；
○ 建议每周吃鱼2~3次，以促进胎儿大脑和视网膜的发育。

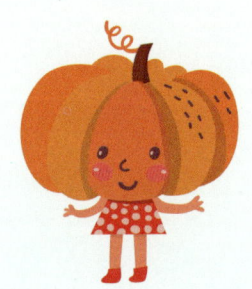

本周关注：☐体检 ☐营养 ☐身体变化 ☐生活细节 ☐胎教

记录日期： 天气：

心情：

重要生活事件：

我的体重增加了＿＿＿＿千克。
对比增长推荐量，我的体重增长 ☐符合标准 ☐不符合标准
下面这些方面我还可以做得更好：

孕期体重增长值推荐量（根据孕前BMI）

孕前 体重状态	BMI （千克/米²）	孕期总增重 范围（千克）	孕中、晚期增重速率 （平均范围，千克/周）	双胎妈妈体重 增长
低体重	<18.5	12.5~18.0	0.51（0.44~0.58）	
标准体重	18.5~23.9	11.5~16.0	0.42（0.35~0.50）	16.7~24.3
超重	24.0~27.9	7.0~11.5	0.28（0.23~0.33）	13.9~22.5
肥胖	≥28.0	5.0~9.0	0.22（0.17~0.27）	11.3~18.9

第 14 周
爱惜自己

本周关注：□体检 □营养 □身体变化 □生活细节 □胎教

记录日期： 　　　　天气：

心情：

重要生活事件：

小科普
哪些孕妈妈需要做产前诊断？

　　具有以下情况的孕妈妈，孕育出生缺陷儿的风险较高，应在知情同意的情况下，遵照医生建议，接受产前诊断和遗传咨询：
○ 羊水过多或过少；
○ 产前筛查结果显示高风险；
○ 胎儿发育异常或可疑结构异常；
○ 35岁及以上的高龄孕妈妈；
○ 妊娠早期接触过可能导致胎儿先天缺陷的物质；
○ 夫妇一方患有先天性疾病或遗传性疾病，或有遗传病家族史或孕育史；
○ 曾经分娩过先天性严重缺陷婴儿等。

本周关注：□体检　□营养　□身体变化　□生活细节　□胎教

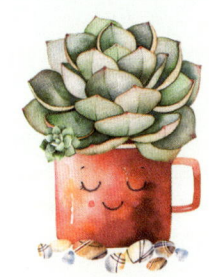

记录日期：　　　　　　天气：

心情：

重要生活事件：

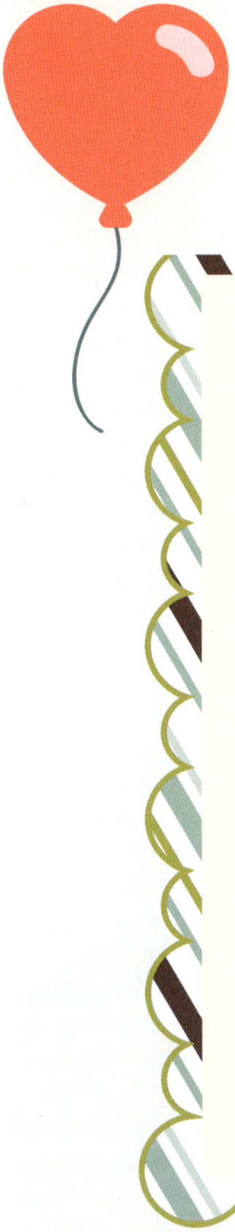

写给宝宝的悄悄话

第 15 周
爱屋及乌

本周关注：□体检 □营养 □身体变化 □生活细节 □胎教

记录日期：_____ 天气：_____

心情：_____

重要生活事件：_____

> 孕 15~20 周要去做唐氏筛查啦！

小科普
什么是唐氏筛查？

　　正常情况下，人体有 23 对染色体，其中 21 号染色体 2 条，唐氏综合征患儿的细胞中有 3 条 21 号染色体，所以唐氏综合征也被称为 21—三体综合征。唐氏综合征患儿存在严重的智力障碍，生活不能自理。目前，医学上对唐氏综合征尚无有效的防治措施，唯一可采取的手段就是通过唐氏筛查、产前诊断及早发现。

　　唐氏筛查的时间为孕 15~20 周。唐氏筛查通过抽取孕妈妈清晨空腹静脉血来测定。预产期年龄在 35 岁以下的孕妇适合唐氏筛查，预产期年龄超过 35 岁的孕妇则应遵医嘱进行产前诊断和遗传咨询。

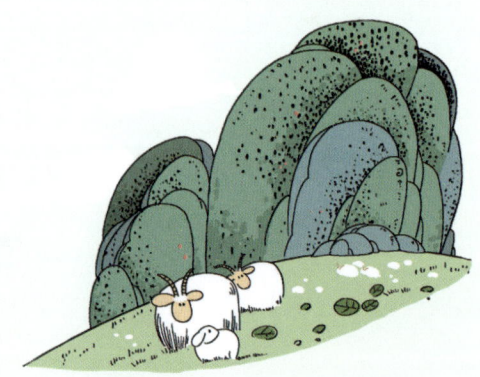

本周关注:　□体检　□营养　□身体变化　□生活细节　□胎教

记录日期:　　　　　天气:

心情:

重要生活事件:

如果孕中期出现以下现象,提示可能有不正常情况,应尽快联系医生哦。

○ 阴道流血

○ 腹痛

○ 发热

小提醒

血压在140/90mmHg（毫米汞柱）及以上,要及时就医哦！

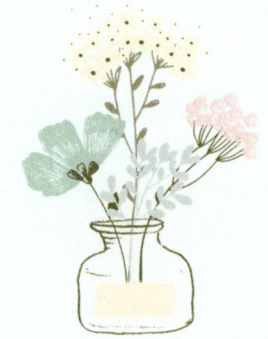

第 16 周
王子 or 公主？
一个幸福的谜语

本周关注：☐体检 ☐营养 ☐身体变化 ☐生活细节 ☐胎教

记录日期： 　　　　天气：

心情：

重要生活事件：

想象一下，肚子里的宝宝是什么样子的呢？
拿起画笔，画出心里宝宝的样子吧！

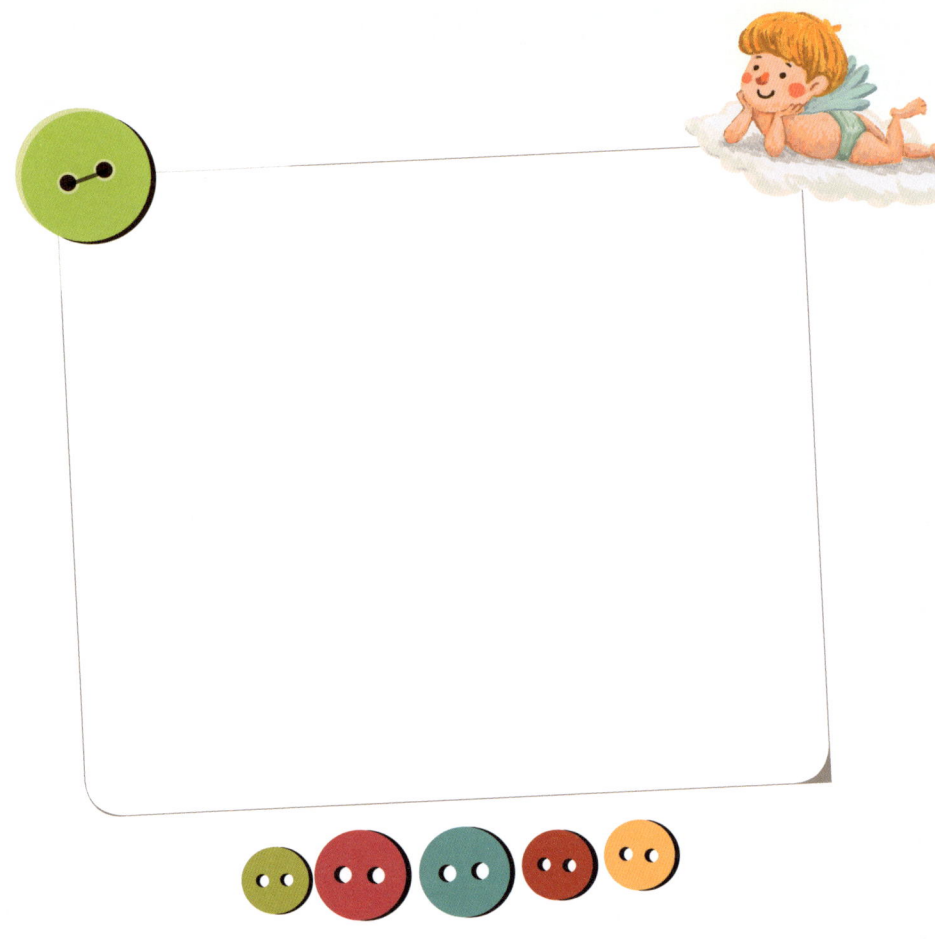

本周关注：☐体检 ☐营养 ☐身体变化 ☐生活细节 ☐胎教

记录日期： 　　　　　天气：

心情：

重要生活事件：

孕4月体检

产检心情：

我做了这些检查：

产检报告关键数值：

医生嘱托：

小贴士：记得去做检查

孕16~20周一定要去做一次检查，检查项目包括体重、血压、宫高、腹围、胎心、血常规、尿常规。唐氏综合征筛查（简称"唐筛"）也在这个时间段完成，唐筛一般采用抽取血清的方式。要记住和医生约好的时间哦！

本周关注： □体检　□营养　□身体变化　□生活细节　□胎教

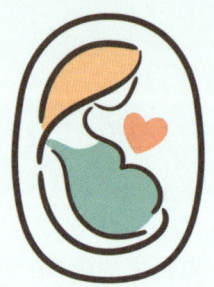

记录日期：　　　　　　天气：

心情：

重要生活事件：

我的身体变化

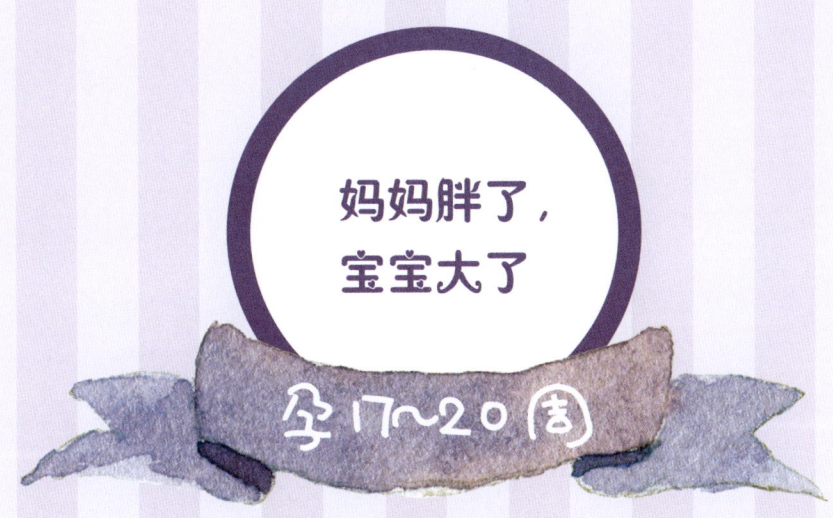

妈妈胖了，宝宝大了

孕17~20周

第 17 周
心心相连

本周关注：□体检 □营养 □身体变化 □生活细节 □胎教

记录日期： 　　　　　天气：

心情：

重要生活事件：

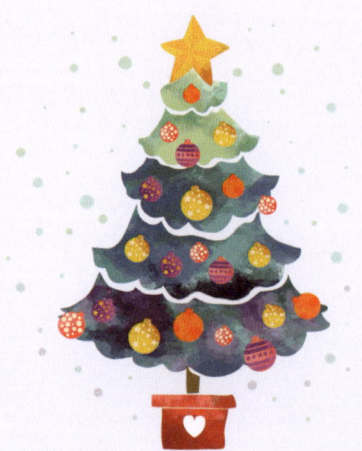

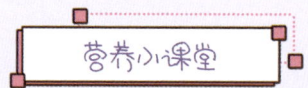
营养小课堂

宝宝出生后的前6个月，体内铁的储备来自胎儿期，因此孕妈妈从孕中期开始需要更加注意铁的摄入。建议多吃铁含量丰富的食物，如红肉（牛、猪、羊）、动物肝脏等。维生素C可以促进铁的吸收。建议多吃油菜、菠菜等深绿色蔬菜，胡萝卜、土豆等块茎类蔬菜，以及柑橘、柚子等水果。

本周关注： □体检　□营养　□身体变化　□生活细节　□胎教

记录日期：＿＿＿＿＿＿＿　天气：＿＿＿＿＿＿＿

心情：＿＿＿＿＿＿＿＿＿＿＿＿＿＿＿＿＿＿

重要生活事件：＿＿＿＿＿＿＿＿＿＿＿＿＿＿

感觉到宝宝在动了吗？记下那一刻的欣喜吧！

妈咪心情日记

第 18 周
维生素来帮忙

本周关注：□体检 □营养 □身体变化 □生活细节 □胎教

记录日期：_____ 天气：_____

心情：_____

重要生活事件：_____

我的身体变化

....
....
....
....
....

本周关注： □体检 □营养 □身体变化 □生活细节 □胎教

记录日期： 　　　　　　　天气：

心情：

重要生活事件：

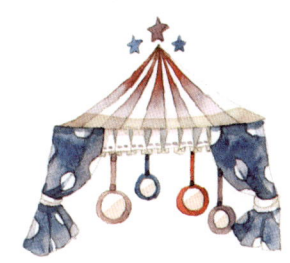

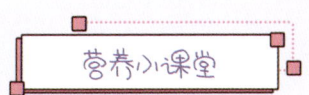

◇ 从孕中期开始，每日应至少饮用300毫升牛奶或食用等量的奶制品。补钙的同时，还应多进行阳光浴，增加户外活动，以促进维生素D的合成。

◇ 小误区：有很多孕妈妈认为喝骨头汤补钙，这是错误的。骨头中所含的钙不会随着煮的时间延长而分解到汤中，长时间炖煮反而会破坏骨头中的维生素，起不到多少补钙的作用。

第 19 周
和宝宝说说话

本周关注： □体检 □营养 □身体变化 □生活细节 □胎教

记录日期：　　　　　　　　天气：

心情：

重要生活事件：

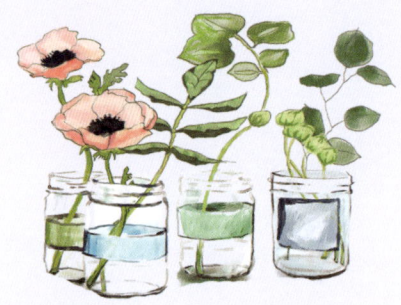

多听音乐放松心情，推荐音乐：
《致爱丽丝》
《月光奏鸣曲》

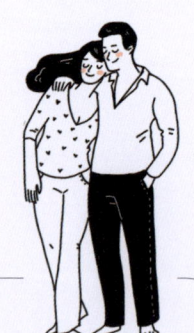

准爸爸小贴士
要提醒孕妈妈定期进行体检，最好陪同。要适度学习一些孕期和生产知识，学会如何照顾孕妈妈和做好健康监护。

本周关注：□体检 □营养 □身体变化 □生活细节 □胎教

记录日期： 　　　　　　　天气：

心情：

重要生活事件：

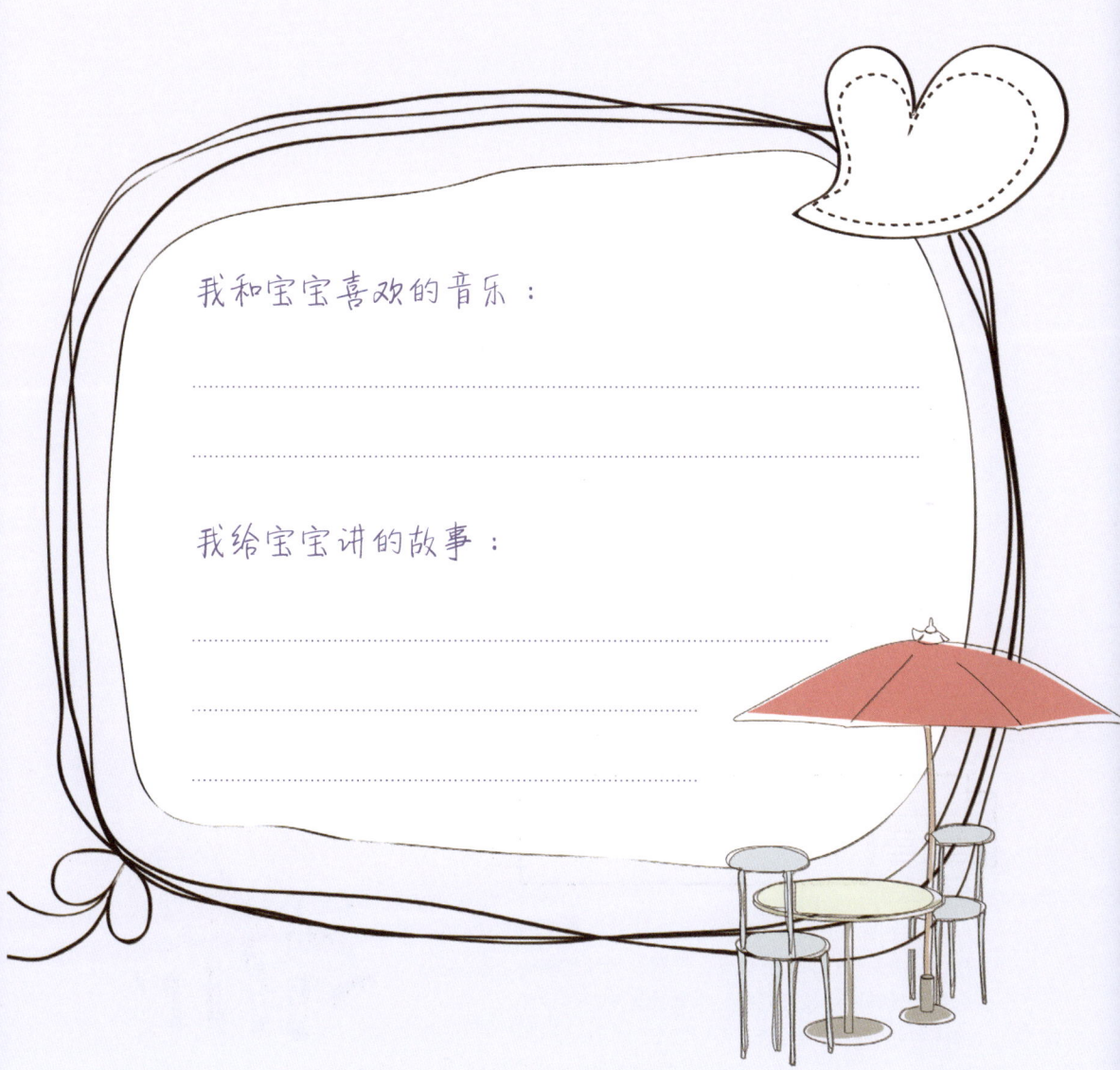

我和宝宝喜欢的音乐：

我给宝宝讲的故事：

第 20 周
定期检查更安心

本周关注: □体检 □营养 □身体变化 □生活细节 □胎教

记录日期: _____ 天气: _____

心情: _____

重要生活事件: _____

> 排畸超声筛查很重要，一定要做哦！

小科普
什么是排畸超声筛查？

孕中期 16~24 周的排畸超声检查是整个孕期中最重要的一次超声检查，是通过 B 超排查胎宝宝严重畸形的较佳时机。排畸检查是对严重的内脏和外表畸形的筛查，不一定要采用四维超声检查。

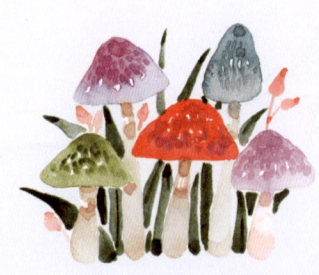

本周关注： □体检　□营养　□身体变化　□生活细节　□胎教

记录日期：　　　　　　天气：

心情：

重要生活事件：

孕5月体检

产检心情：

我做了这些检查：

产检报告关键数值：

医生嘱托：

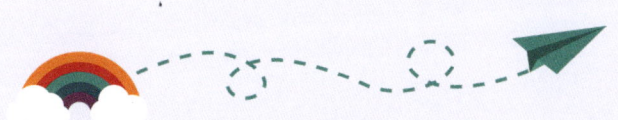

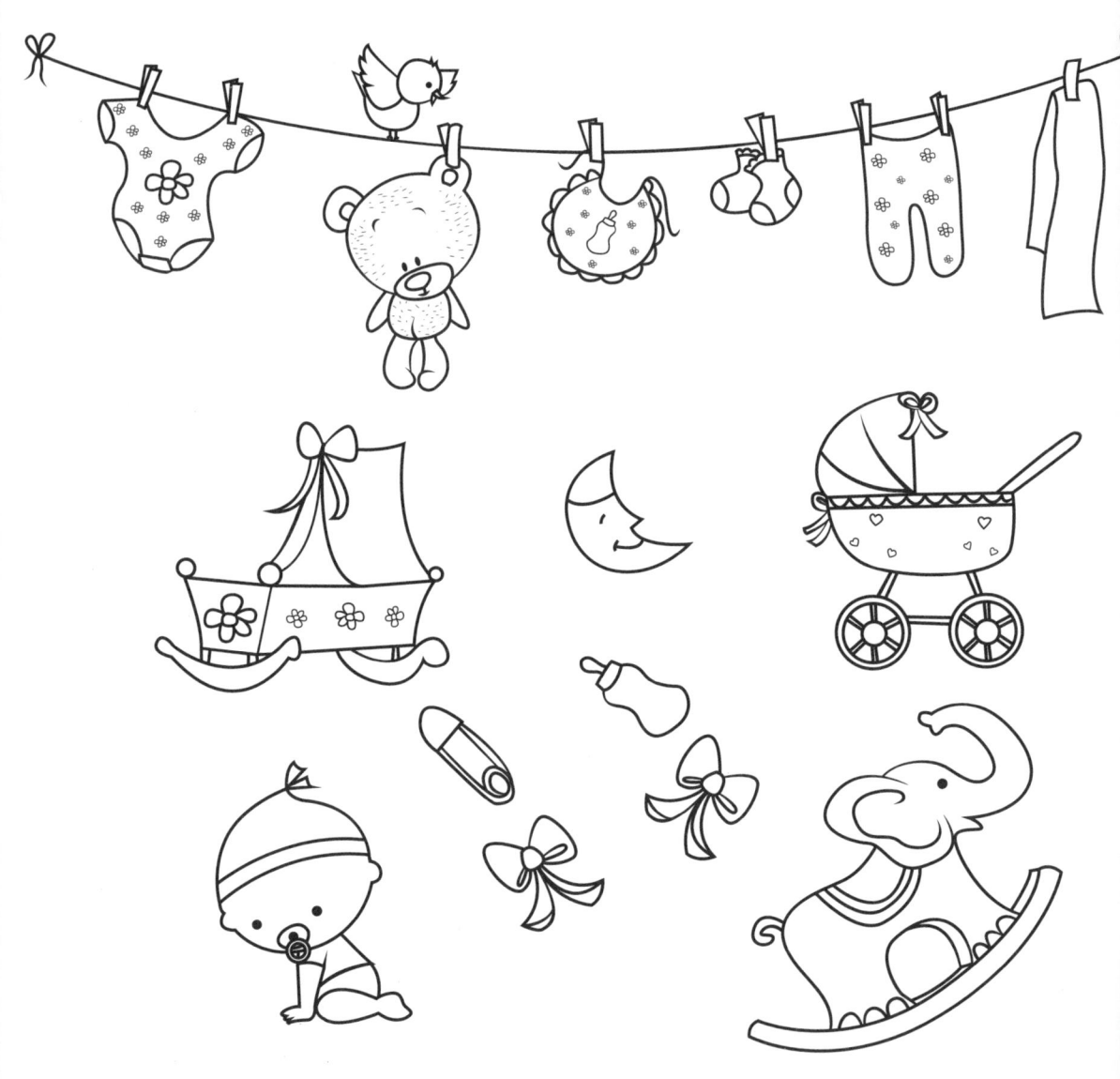

花上 5~10 分钟，专注涂绘，放松身心！

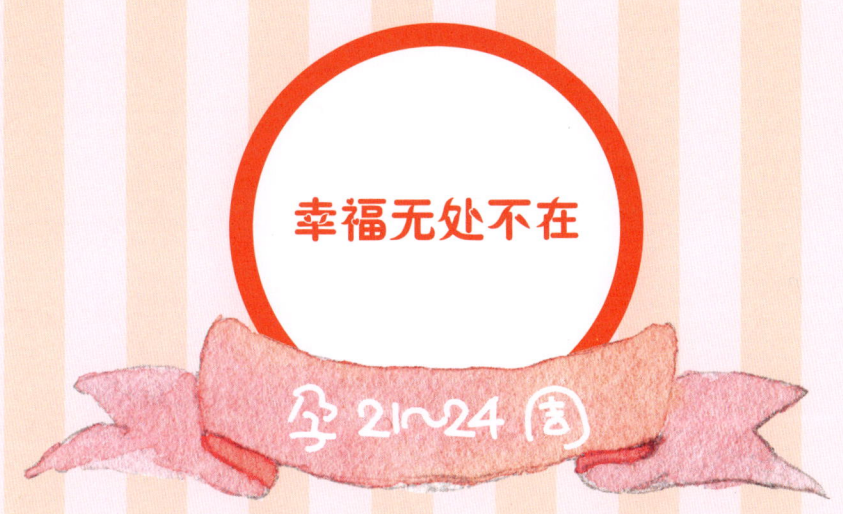

幸福无处不在

孕21~24周

第21周
亦喜亦忧

本周关注：□体检 □营养 □身体变化 □生活细节 □胎教

记录日期： 　　　　　天气：

心情：

重要生活事件：

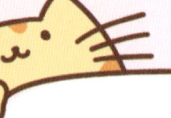

小贴士：警惕妊娠期高血压

　　肥胖、有妊娠期高血压病史、有免疫系统疾病等情况的孕妈妈容易发生妊娠期高血压。孕妈妈要关注自己的血压情况，合理饮食和休息，特别注意以下几点：
○少吃盐，适量饮水；
○多吃铁、钙含量丰富的食物；
○多吃新鲜蔬菜和水果；
○摄入优质动物蛋白。

本周关注： □体检 □营养 □身体变化 □生活细节 □胎教

记录日期： 天气：

心情：

重要生活事件：

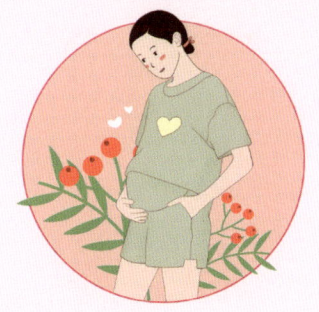

我的身体变化

第 22 周
一起来学习

本周关注：☐体检 ☐营养 ☐身体变化 ☐生活细节 ☐胎教

记录日期：　　　　　天气：

心情：

重要生活事件：

我们一起完成的事情：

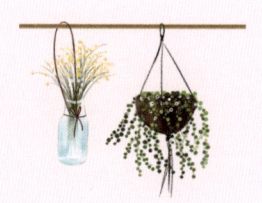

★ 父子/父女亲情本来就是一种非常奇妙的关系。当准爸爸抚摸着孕妈妈的肚子，以浑厚、温和的声音与胎宝宝说话，为胎宝宝讲故事、唱歌时，父亲的体贴话语和温柔抚慰能够赶走孕妈妈的焦虑情绪，胎宝宝也会被妈妈愉快的心情所感染。准爸爸的抚摸甚至可以让躁动的胎宝宝慢慢地安静下来。

★ 准爸爸浑厚的声音，就像一种神奇的力量，对宝宝的智力发育、心理健康以及未来的认知能力、性格塑造等方面有着重要意义。

本周关注： □体检 □营养 □身体变化 □生活细节 □胎教

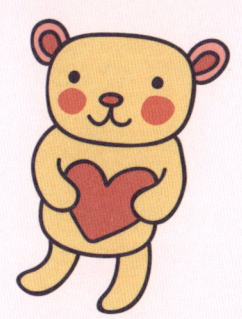

记录日期： 　　　　　天气：

心情：

重要生活事件：

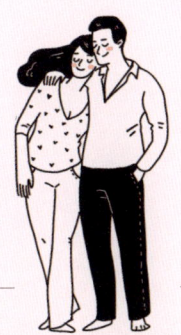

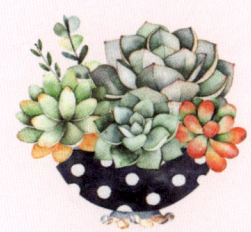

准爸爸小贴士

　　从孕中期开始，即使工作再忙，准爸爸每天也要抽出5~10分钟时间与胎宝宝聊天，或是准备一些优美动人的童话故事、纯真欢快的儿童歌曲、朗朗上口的古典诗歌等作为与胎宝宝对话的内容。这样不仅可以增进胎宝宝的安全感，还可为将来三口之家的亲密和谐打下良好基础。

第23周 小天使的爱

本周关注：□体检　□营养　□身体变化　□生活细节　□胎教

记录日期：_____　天气：_____

心情：_____

重要生活事件：_____

这个月的胎宝宝完全就像一个缩小版的新生儿，想看看宝宝的样子吗？

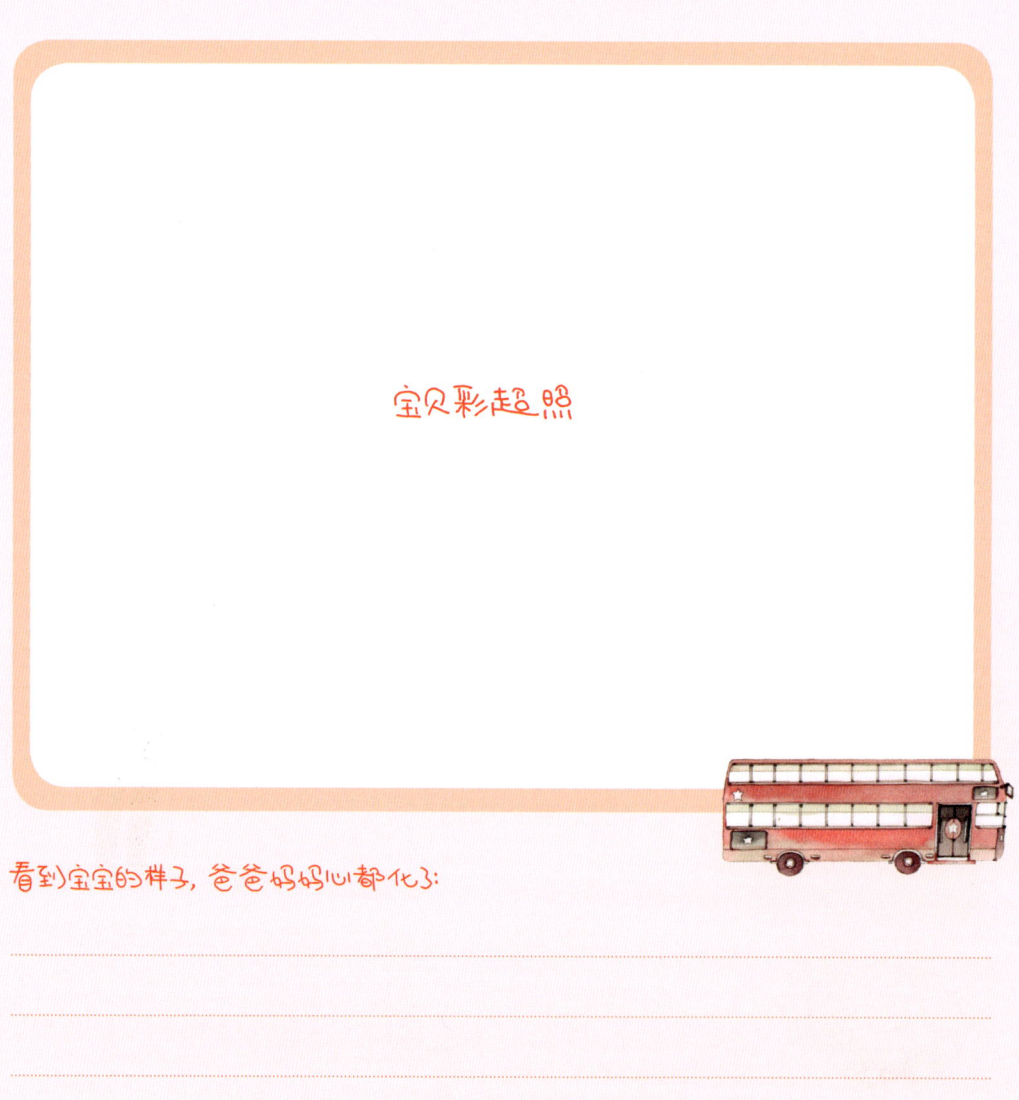

宝贝彩超照

看到宝宝的样子，爸爸妈妈心都化了：

_____

_____

_____

本周关注: □体检 □营养 □身体变化 □生活细节 □胎教

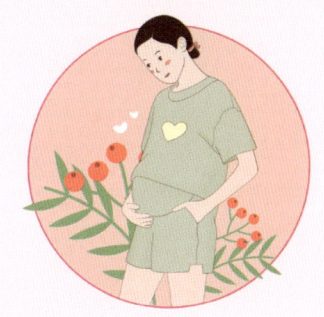

记录日期: 　　　　　　天气:

心情:

重要生活事件:

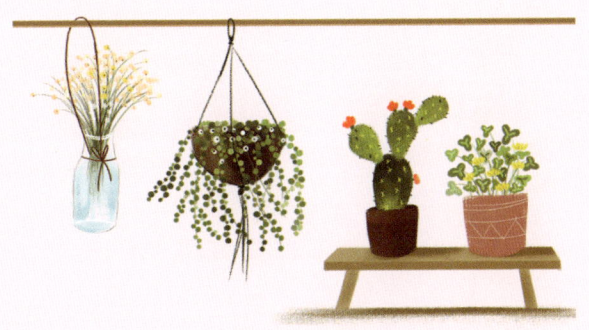

第 24 周
甜蜜的负担

本周关注：□体检 □营养 □身体变化 □生活细节 □胎教

记录日期： _____ 天气： _____

心情： _____

重要生活事件： _____

> 该进行糖尿病筛查了，检查结果正常吗？

孕6月体检

产检心情：

我做了这些检查：

产检报告关键数值：

医生嘱托：

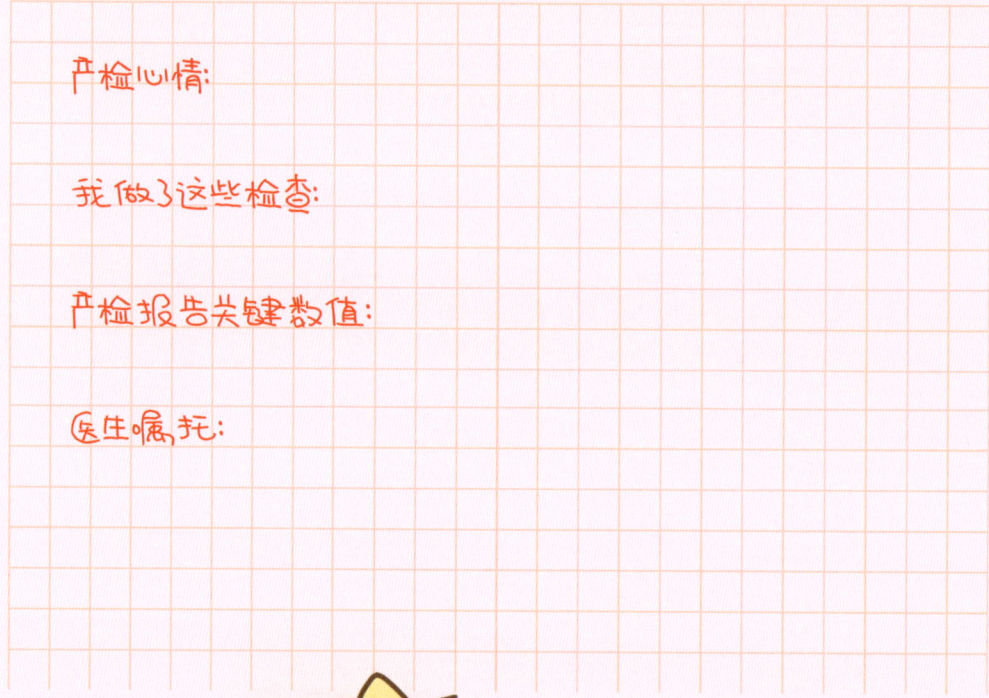

小贴士：糖尿病筛查全知道

◇ 在孕24~28周要进行糖尿病的筛查。超过35岁、肥胖、有糖尿病史、不良孕产史的孕妈妈要在孕20周左右进行筛查。

◇ 做糖尿病筛查前一天晚上8点后要禁食，通常医院会要求检查前空腹12小时。

◇ 一旦被检查出患有妊娠期糖尿病，就一定要尽量控制血糖，尤其要管住自己的嘴，同时合理运动。均衡饮食既能有效控制血糖，又能有助于妊娠和分娩顺利完成。

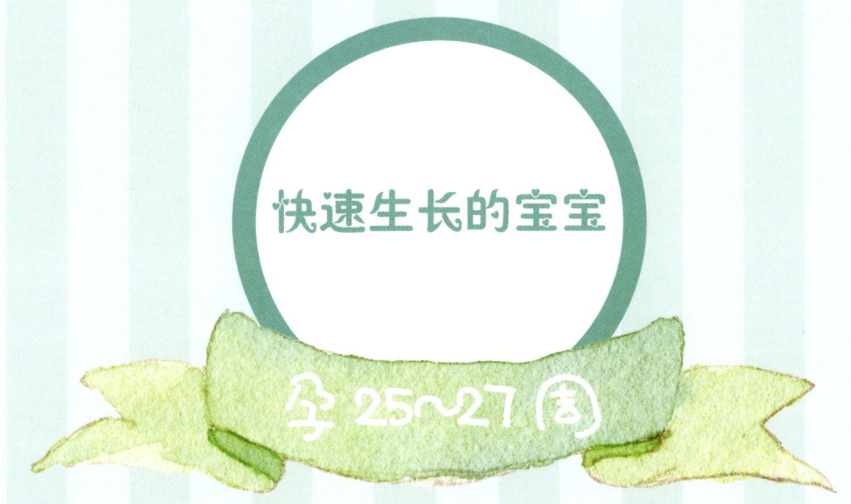

快速生长的宝宝

孕 25~27 周

第25周
自信优雅的女神

本周关注：□体检 □营养 □身体变化 □生活细节 □胎教

记录日期： 天气：

心情：

重要生活事件：

小提醒

肚子不断增大会加重腰背负担。要穿平底鞋，不提举重物，动作平缓。

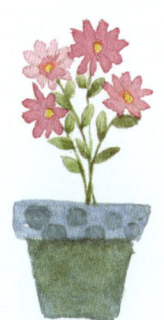

生活小妙招："通畅"无烦恼

每天适量饮水，少憋尿，多吃富含纤维素的食物，适当吃富含乳酸菌、双歧杆菌的食物，适量运动，定期排便，度过一个"通畅"无烦恼的孕期。

本周关注： □体检 □营养 □身体变化 □生活细节 □胎教

记录日期： _____ 天气： _____

心情： _____

重要生活事件： _____

这个月，孕妈妈的肚子已经够大了，正是拍孕妇大肚照的最佳时期。

孕妇照

最是那一低头的温柔，别有一番动人的韵味，
孕妈妈是爸爸和宝宝心中最完美的女神。
爸爸眼中的孕妈妈是什么样子呢？说出对女神的赞美吧！

第 26 周
安全才安心

本周关注：□体检 □营养 □身体变化 □生活细节 □胎教

记录日期：_____ 天气：_____

心情：_____

重要生活事件：_____

如果孕中期出现以下现象，
提示妊娠可能有不正常情况存在，请及时就医：

○ 恶心、呕吐

○ 头晕、头痛、视物不清

○ 心慌、憋气

○ 血压≥140/90mmHg

○ 短时间内体重增加过多等

○ 水肿

生活小妙招：减轻水肿

进入孕中期后，有些孕妈妈会出现水肿。每天要保证吃一定量的肉、鱼、虾、鸡蛋、牛奶等动物类食物和豆类食物，多吃一些蔬菜水果，有利于缓解水肿。另外，左侧卧位有利于水肿消退，坐着和睡觉时把脚抬高，能增加尿量，减轻水肿。

本周关注： □体检 □营养 □身体变化 □生活细节 □胎教

记录日期： 　　　　　天气：

心情：

重要生活事件：

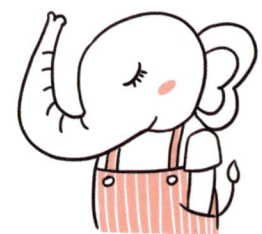

> 由于妊娠纹在产后只会颜色变浅，而不会消失，爱美的孕妈妈会采取各种预防措施。可以采用以下妙招：
> ○ 防止体重增长过快；
> ○ 保持皮肤滋润；
> ○ 适度按摩皮肤，可以配合抗妊娠纹按摩油、维生素E软胶囊等。

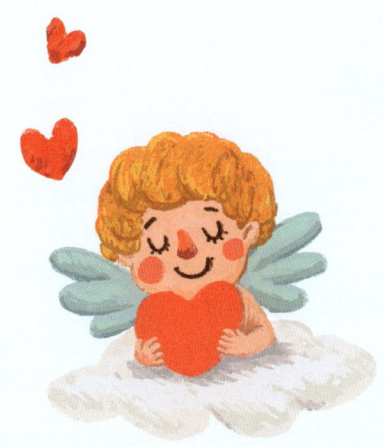

第27周 孕期运动要适度

本周关注：□体检 □营养 □身体变化 □生活细节 □胎教

记录日期：　　　　　　　天气：

心情：

重要生活事件：

我的身体变化

宜

运动对孕妈妈和胎宝宝有很多益处。对孕期体重增长过快或患有妊娠期糖尿病的孕妈妈来说，运动更为有益。
- ○ 孕妈妈运动项目以散步、孕妇体操、游泳等轻中度活动为宜；
- ○ 运动时间不宜过长，运动时心率不能过快；
- ○ 运动后要注意补充水分，出汗后不要马上脱衣服，避免感冒。

本周关注：☐体检 ☐营养 ☐身体变化 ☐生活细节 ☐胎教

记录日期： _____ 天气： _____

心情： _____

重要生活事件： _____

再有不到100天，就能见到亲爱的小宝贝了。趁现在肚子还不是很大，做做攻略，开始准备一些宝宝出生时要用到的东西吧！

宝宝衣物：

宝宝用品：

宝宝洗浴用品：

哺乳用品：

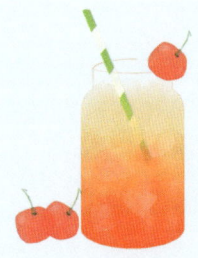

孕晚期（孕28周及以后）孕妈妈应该知道的孕期知识

要按时进行孕期产检

○ 检查项目：常规项目包括体重、血压、宫高、腹围、胎动情况、胎心、下肢水肿情况等身体检查，以及血常规、尿常规等实验室检查。

○ 记住几个关键时间点：

- 一般孕36周后开始做胎心监护，对于高危的孕妈妈可以在孕32~34周开始；
- 孕36周后要做B超检查，评估胎儿大小、羊水量、胎盘成熟度、胎位等；
- 有高危因素的孕妇遵医嘱，在孕35~37周要复查心电图等。

孕晚期生活细节小提示

○ 饮食和孕中期类似，建议每天增加鱼类、禽蛋类或瘦肉3~4两；

○ 素食孕妈妈多摄入奶类、蛋类、豆制品及坚果类；

○ 适当将脚抬高，活动踝关节，适当增加卧床时间，都可以减轻水肿；

○ 孕晚期的运动项目应当以"慢"为主；

○ 尝试伸展运动、屈伸双腿、缓缓扭转的动作以及骨盆底肌肉的锻炼；

○ 最好采取半坐位或侧卧位数胎动；

○ 胎动一般每小时不少于3~5次，每12小时胎动在30~40次以上；

○ 睡觉最好采用侧卧位睡姿，并且让双腿稍微弯曲；

○ 出现阴道血性分泌物，或者阴道流水，下腹疼痛，持续腰酸背痛，出现规律或不规律的宫缩等，应尽快就医；

○ 分娩征兆包括：规律宫缩、破水、出血等，出现上述情况，应及时去医院；

○ 有规律且逐渐增强的子宫收缩，意味着要临产了；

○ 住院分娩是母婴安全最好的保证；

○ 自然分娩好处多。

宝宝已经很大了，孕妈妈的行动越来越吃力。

沉甸甸的幸福感，快要见到宝宝的喜悦，对分娩的未知和紧张，迎接新生命的忙碌，多种情绪交织在一起，一定要心平气和，安安稳稳地做好各项检查，整理好待产包，等待宝宝到来的幸福时刻。

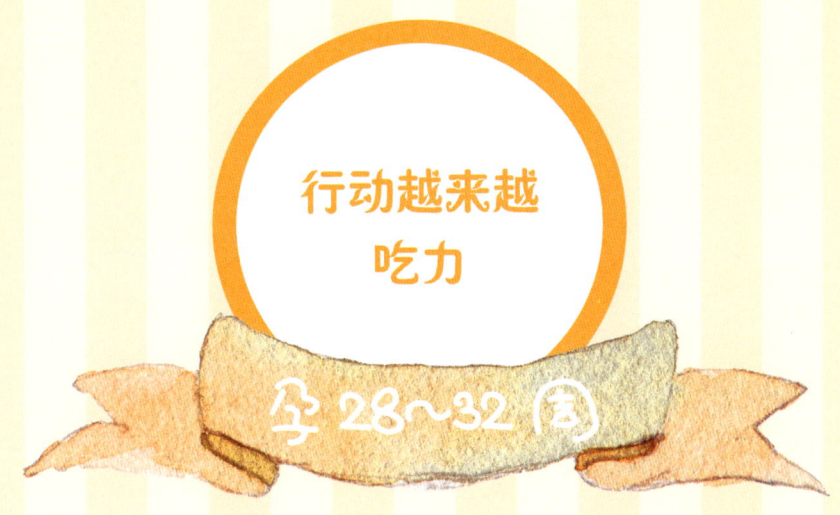

行动越来越吃力

孕 28~32 周

第 28 周
开始给宝宝
准备东西吧

本周关注：□体检 □营养 □身体变化 □生活细节 □胎教

记录日期： _____ 天气： _____

心情： _____

重要生活事件： _____

> 要开始数胎动啦！

孕7月体检

产检心情：

我做了这些检查：

产检报告关键数值：

医生嘱托：

小提醒
孕28~36周要每两周体检一次哦！

> 到孕中期，孕妈妈会有小腿抽筋的现象，这是因为孕周增加，身体对钙的需求量逐渐增加。另外，孕妈妈腹内压力增加，血液循环不畅，也会造成小腿抽筋。增加钙的摄入量，多晒太阳，适当户外运动，散步、游泳等，都有利于减轻症状。此外，泡脚和热敷也很有效。

本周关注： ☐体检 ☐营养 ☐身体变化 ☐生活细节 ☐胎教

记录日期： 　　　　　　天气：

心情：

重要生活事件：

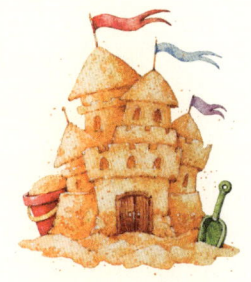

准爸爸的表现好不好呢？
对自己在孕中期的表现做个总结吧！

准爸爸能得几颗星？

孕妈妈对准爸爸的评价：　☆　☆　☆　☆　☆

准爸爸的自我评价：　　　☆　☆　☆　☆　☆

第 29 周
数胎动
了解宝宝的好办法

本周关注：□体检 □营养 □身体变化 □生活细节 □胎教

记录日期： 　　　　　　天气：

心情：

重要生活事件：

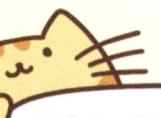

小贴士：数胎动
○ 孕妈妈最好采取半坐位或侧卧位，每天早中晚固定的三个时间段各数1小时，最后把3次相加再乘以4，即为12小时的胎动总数。
○ 一般每小时胎动不少于3~5次，每12小时胎动在30~40次以上，表明胎宝宝情况良好。

本周关注： □体检 □营养 □身体变化 □生活细节 □胎教

记录日期： 　　　　　天气：

心情：

重要生活事件：

小提醒
这时期体重增长会比较快哦！要合理摄入营养，适当运动，体重增长最好在标准范围之内。

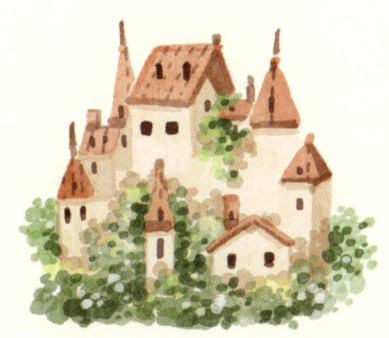

第 30 周
要美要健康

本周关注： □体检 □营养 □身体变化 □生活细节 □胎教

记录日期： _____ 天气： _____

心情： _____

重要生活事件： _____

想象一下，南瓜一样大小的宝宝，在肚子里自由地玩耍，是不是很神奇呢？来和宝宝一起做个游戏吧，并记录下这最美好的时刻……

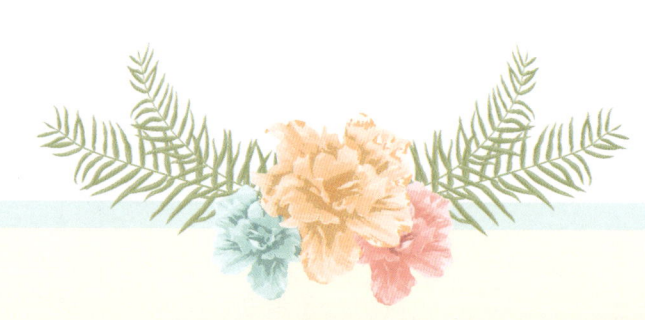

本周关注: □体检 □营养 □身体变化 □生活细节 □胎教

记录日期: _____ 天气: _____

心情: _____

重要生活事件: _____

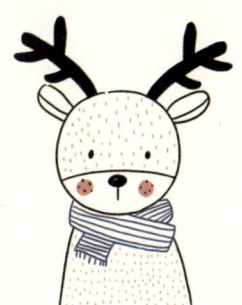

孕8月第一次体检

产检心情:

我做了这些检查:

产检报告关键数值:

医生嘱托:

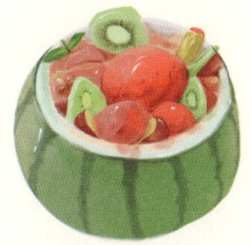

第 31 周
体重增长要适度

本周关注：□体检　□营养　□身体变化　□生活细节　□胎教

记录日期：　　　　　　　　天气：

心情：

重要生活事件：

我的身体变化

本周关注： □体检 □营养 □身体变化 □生活细节 □胎教

记录日期： _____ 天气： _____

心情： _____

重要生活事件： _____

我现在的体重 _____ 千克，
我的体重增加了 _____ 千克，
对比增长推荐量，我的体重增长 □符合标准 □不符合标准
下面这些方面我还可以做得更好：

_____

_____

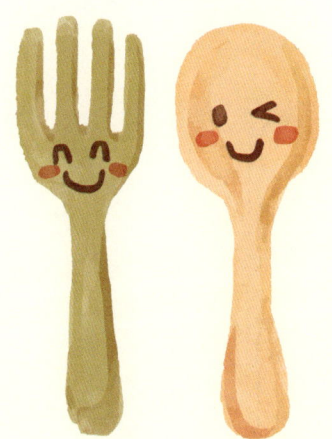

第 32 周
缓解静脉曲张

本周关注： □体检 □营养 □身体变化 □生活细节 □胎教

记录日期：＿＿＿＿＿＿＿＿＿ 天气：＿＿＿＿＿＿＿＿＿

心情：＿＿＿＿＿＿＿＿＿＿＿＿＿＿＿＿＿＿＿＿

重要生活事件：＿＿＿＿＿＿＿＿＿＿＿＿＿＿＿＿

孕8月第二次体检

产检心情：

我做了这些检查：

产检报告关键数值：

医生嘱托：

生活小妙招：缓解静脉曲张的 7 个小方法
○ 每天进行适度温和的运动；
○ 保持适当的体重；
○ 不要提过重的物品；
○ 在短暂休息时，将双腿抬高；
○ 尽量避免长时间坐、站或双腿交叉的姿势；
○ 睡觉时尽量采取左侧卧位睡姿；
○ 静脉曲张严重时，可适当穿弹力袜。

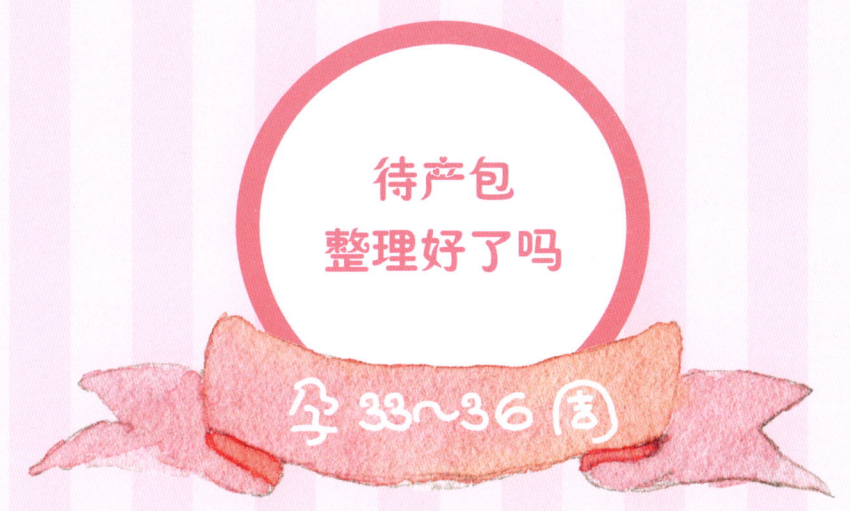

第 33 周
关注特殊情况

本周关注：□体检 □营养 □身体变化 □生活细节 □胎教

记录日期： 　　　　　　　　天气：

心情：

重要生活事件：

小贴士：警惕特殊情况

孕晚期，特别是临近孕产期的时候，要警惕特殊情况的发生。出现下列信号时，孕妈妈要及早去医院：
○ 规律宫缩：规律腹痛5~6分钟一次，并且间隔时间逐渐缩短。
○ 破水：阴道流出大量水样液体。
○ 伴随或不伴随腹痛的阴道出血。
○ 胎动异常：胎动特别频繁、剧烈或胎动减少（12小时胎动少于20次或每小时胎动少于3次）、胎动减弱或消失。

本周关注: □体检 □营养 □身体变化 □生活细节 □胎教

记录日期: _____ 天气: _____

心情: _____

重要生活事件: _____

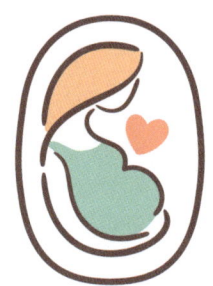

如果孕晚期出现以下现象,提示可能有不正常情况,应尽快联系医生哦。

○ 身体浮肿或体重增加过快

○ 恶心呕吐

○ 头痛、头晕

○ 视物模糊

○ 心慌、憋气

○ 呼吸困难

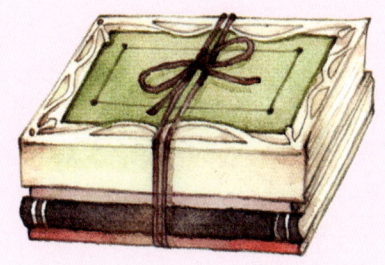

第 34 周
了解分娩

本周关注： □体检 □营养 □身体变化 □生活细节 □胎教

记录日期： ＿＿＿＿＿＿＿＿＿ 天气： ＿＿＿＿＿＿＿＿＿

心情： ＿＿＿＿＿＿＿＿＿＿＿＿＿＿＿＿＿＿＿＿

重要生活事件： ＿＿＿＿＿＿＿＿＿＿＿＿＿＿＿＿

小贴士：了解一下分娩过程

分娩是人类繁衍的正常生理过程，每个人的分娩过程都不一样。一般会先见红，再肚子疼，宫口开大，然后流羊水。通常第一次生孩子可能需要十几个小时，第二次会快一些。

本周关注： □体检 □营养 □身体变化 □生活细节 □胎教

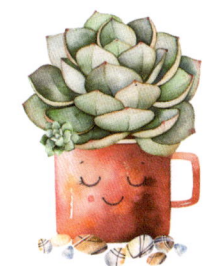

记录日期： 　　　　天气：

心情：

重要生活事件：

孕9月第一次体检

产检心情：

我做了这些检查：

产检报告关键数值：

医生嘱托：

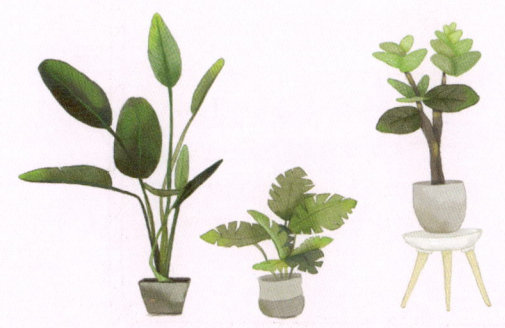

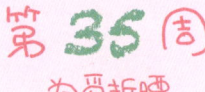

第 35 周
为爱折腰

本周关注：□体检 □营养 □身体变化 □生活细节 □胎教

记录日期： 　　　　　　　天气：

心情：

重要生活事件：

生活小妙招：如何缓解腰背疼痛？

◇ 不要长久站立或坐着，坐着时腰部应垫小靠垫，起身时也应在手的支撑下起身，尽量避免让腰背部用力。

◇ 孕妈妈在睡觉时，最好采用侧卧位睡姿，并且让双腿稍微弯曲，这样可以缓解腰背部的压力，使腰背部肌肉得到放松。准爸爸可以帮助孕妈妈轻轻按摩腰背部，缓解腰背部的疼痛症状。

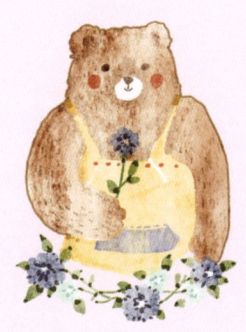

本周关注: □体检 □营养 □身体变化 □生活细节 □胎教

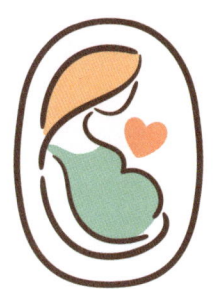

记录日期: 　　　　　　　天气:

心情:

重要生活事件:

我的身体变化

第 36 周
沉甸甸的爱

本周关注：□体检 □营养 □身体变化 □生活细节 □胎教

记录日期： 　　　　天气：

心情：

重要生活事件：

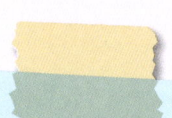

　　孕后期的孕妈妈经常会尿频，这是因为子宫或孕宝宝压迫到膀胱，使膀胱的尿容量减少。可以试试几个小妙招：
○睡前少喝水，排空膀胱；
○保持卫生清洁，防止尿道感染；
○不要憋尿；
○放松心情；
○提前排尿；
○左侧卧睡
○准备一些护垫。

本周关注： □体检 □营养 □身体变化 □生活细节 □胎教

记录日期： 　　　　　天气：

心情：

重要生活事件：

孕9月第二次体检

产检心情：

我做了这些检查：

产检报告关键数值：

医生嘱托：

准爸爸小贴士

　　孕妈妈会因为临近分娩而出现焦虑不安的情绪，准爸爸要多陪伴，多开导，一起学习分娩知识，和孕妈妈商量分娩方式，了解分娩的征兆。出现特殊情况一定要镇定，迅速做出决定。

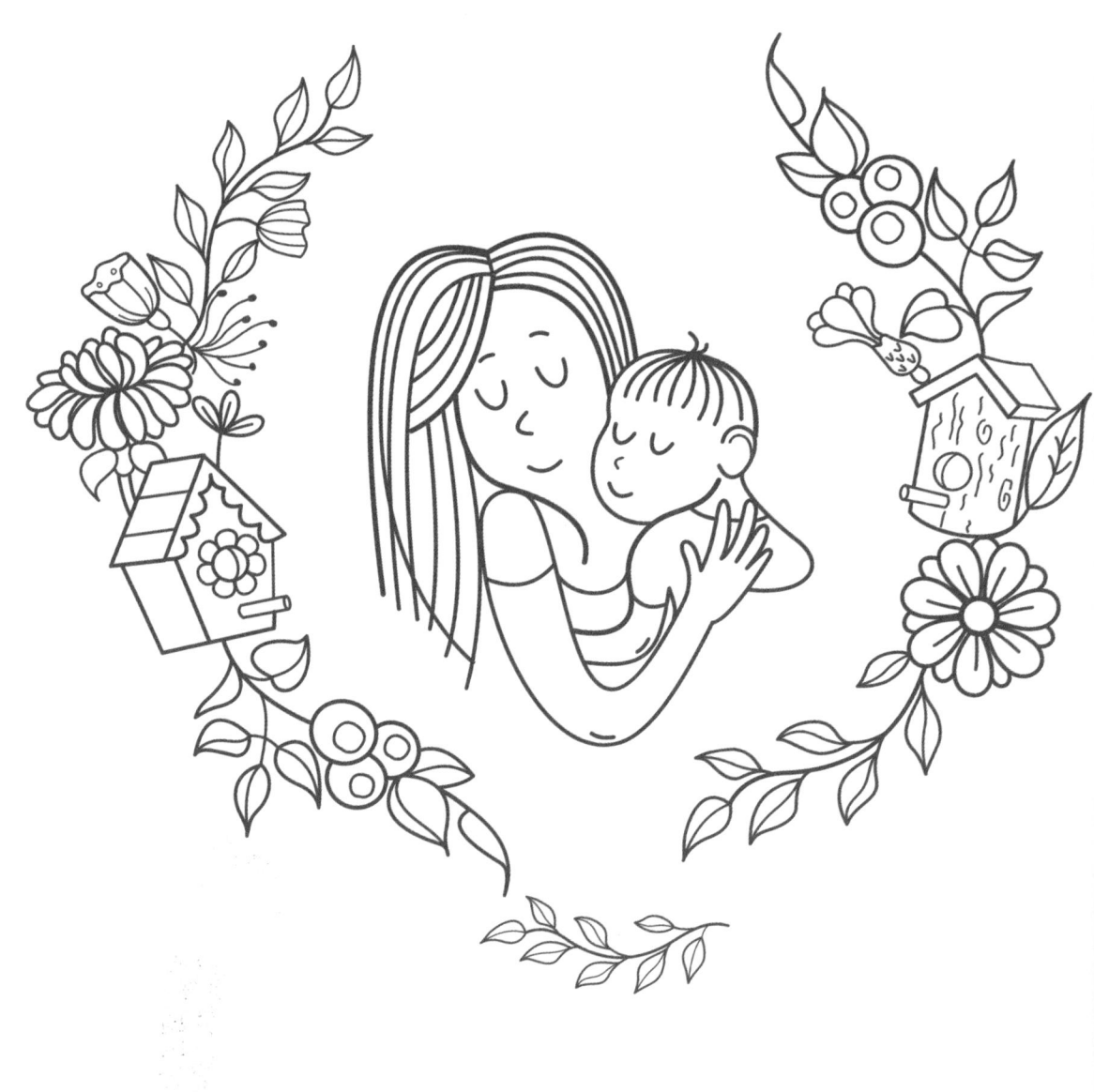

花上 5~10 分钟，专注涂绘，放松身心！

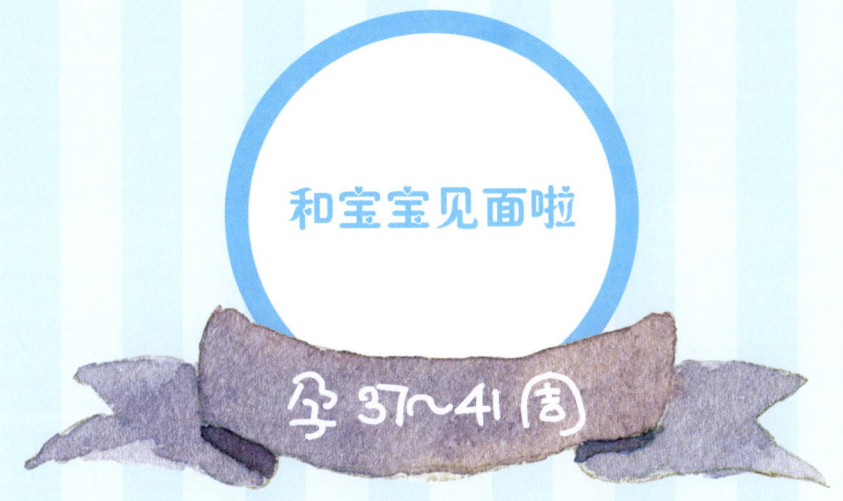

第 37 周
检查待产包

本周关注： □体检 □营养 □身体变化 □生活细节 □胎教

记录日期：＿＿＿＿＿＿＿＿＿＿ 天气：＿＿＿＿＿＿＿＿

心情：＿＿＿＿＿＿＿＿＿＿＿＿＿＿＿＿＿＿＿＿＿＿

重要生活事件：＿＿＿＿＿＿＿＿＿＿＿＿＿＿＿＿＿＿

马上就要见到宝宝了，再检查一下待产包，看看必备的东西有没有齐备。把需要的东西都放在一起，一旦孕妈妈有临产征兆，拎包就走，方便快捷。需要准备的物品清单，可以向待产医院咨询，也可以问问过来人，听听她们的经验和建议。

待产包参考清单

💗 妈妈用品

衣裤鞋帽：□棉孕妇内裤3～4条或大号一次性内裤若干 □带后跟拖鞋 □出院穿的外套
　　　　　□棉袜（建议进入产房时穿着保暖） □前开襟睡衣2套

洗漱用品：□牙膏 □牙刷 □漱口杯 □梳子 □镜子 □香皂
　　　　　□毛巾（分别用于洗脸、清洁或热敷乳房、洗脚、洗下身）
　　　　　□水盆（洗脸盆，清洁乳房或热敷盆，洗脚盆，洗下身盆）

卫生用品：□餐巾纸 □卫生纸 □加长加大的卫生巾或成人纸尿裤

餐　　具：□微波炉适用饭盒 □筷子 □勺子 □水杯 □弯头吸管 □洗洁精

食　　物：□巧克力 □红糖

哺乳专用：□哺乳内衣或大号内衣 □吸奶器 □防溢乳垫

💗 新生宝宝用品

喂养用品：□小勺

宝宝护肤：□婴儿护臀霜 □婴儿湿巾 □纸尿裤

服装用品：□和尚领内衣 □胎帽 □纱布手帕 □小棉袜
　　　　　□出院穿的衣物和抱被（根据季节准备）

💗 证件资料

□夫妻身份证 □住院或手术押金 □医保卡
□母子健康手册

> 内容仅供参考，季节不同，医院不同，需要准备的东西也不同，孕妈妈还是要根据自己的情况细心准备。即使有遗漏，也不要紧，可以让家属尽快去买，不用过分担忧。

本周关注： □体检 □营养 □身体变化 □生活细节 □胎教

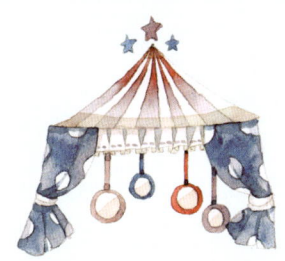

记录日期： 　　　　　天气：

心情：

重要生活事件：

小提醒
孕36周后要每周一次体检哦！

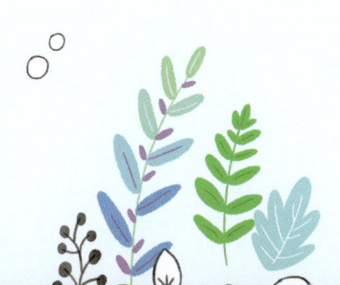
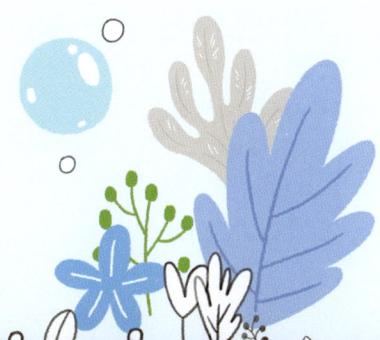
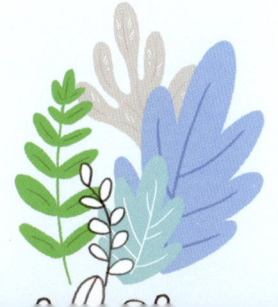
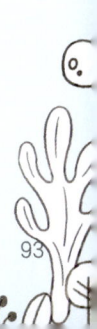

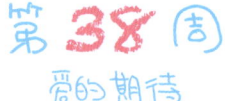

第 38 周
爱的期待

本周关注：□体检 □营养 □身体变化 □生活细节 □胎教

记录日期： 　　　　　天气：

心情：

重要生活事件：

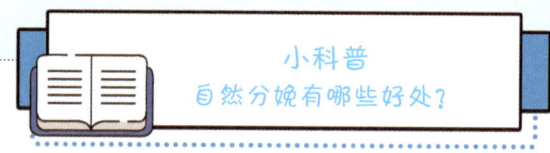

小科普
自然分娩有哪些好处？

自然分娩对妈妈的好处：

★ 符合生理过程，有利于乳汁分泌并能促进妈妈产后身体恢复；

★ 自然分娩过程中妈妈出血少，子宫无伤口，大大减少了产后出血、感染等并发症；

★ 再次妊娠时，大大降低了子宫破裂、腹腔粘连等风险；

★ 自然分娩比剖宫产更为经济。

自然分娩对宝宝的好处：

★ 自然分娩的宝宝经过妈妈的子宫收缩及产道的挤压，新生儿窒息及吸入性肺炎的发生率较低；

★ 自然分娩有助于促进宝宝免疫系统的发育与成熟；

★ 自然分娩的宝宝出生后可以很快得到母乳，获得充足的营养。

本周关注： □体检 □营养 □身体变化 □生活细节 □胎教

记录日期： 　　　　　天气：

心情：

重要生活事件：

马上就要跟宝宝见面了。和爸爸一起，写下对宝宝的期许吧！

第 39 周
静待花开

本周关注：□体检 □营养 □身体变化 □生活细节 □胎教

记录日期： 　　　　　天气：

心情：

重要生活事件：

小贴士：分娩时间

预产期前 3 周至后 2 周分娩均为足月分娩。如果还没有生，要注意分娩征兆及胎动情况。如阴道流水，即使没有出血或腹痛，也要立即去医院。

本周关注：☐体检 ☐营养 ☐身体变化 ☐生活细节 ☐胎教

记录日期： 天气：

心情：

重要生活事件：

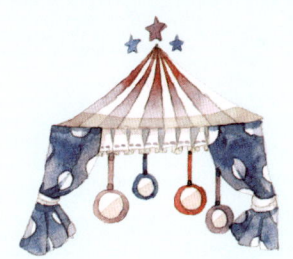

小贴士："真临产"的信号
○ "真临产"指有规律且逐渐增强的子宫收缩，表现为下腹或腰背部阵发性疼痛，少部分孕妈妈没有明显腹痛，仅表现为腰背部酸胀痛。真临产开始之后，子宫收缩规律性表现为间歇 5~6 分钟，持续 30 秒以上，并且随着时间的推移逐渐增强。
○ 在此期间如果出现阴道流血多或阴道流水等现象，属于异常情况，不管有没有宫缩都要立即去医院。

第 40 周
收获的欣喜

本周关注：□体检 □营养 □身体变化 □生活细节 □胎教

记录日期： _____ 天气： _____

心情： _____

重要生活事件： _____

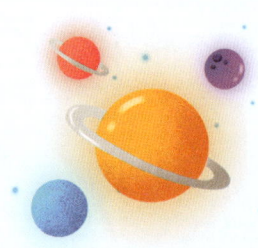

早接触，早吸吮，早开奶

☆ 宝宝出生后应尽早进行皮肤接触和吸吮乳房，一小时内开始喂母乳。早接触可以让宝宝尽早地接触妈妈的皮肤，有利于稳定宝宝的呼吸和心跳；早吸吮有利于刺激妈妈的乳汁早分泌，促进子宫复旧，减少产后出血。

☆ "三早"强调让宝宝吸吮初乳。初乳不仅能补充营养，更让宝宝获得出生后的第一剂"疫苗"，提高免疫力，降低感染和过敏的风险。此外"三早"还可以避免因在哺乳前使用橡皮奶嘴而给宝宝带来"乳头错觉"。

本周关注： □体检 □营养 □身体变化 □生活细节 □胎教

第 41 周
相见欢

记录日期： 天气：

心情：

重要生活事件：

小提醒
超过预产期1周，尚无临产征兆，应及时就医、住院，安排计划分娩。

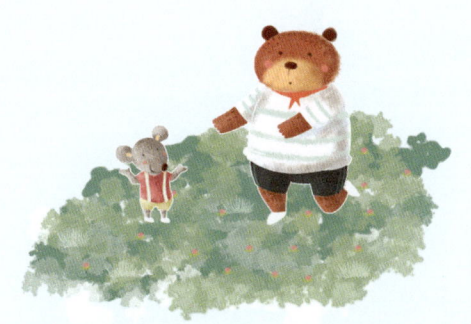

我的真实"卸货"记：

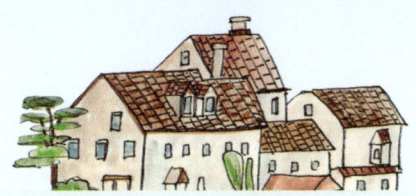

产后母婴护理的注意事项

○ 要早接触、早吸吮、早开奶；

○ 母婴同室、按需哺乳更科学；

○ 母乳是婴儿最营养、最安全的食物；

○ 初乳很珍贵，能增强抗感染能力，有利于减少新生儿黄疸的发生；

○ 宝宝出生 0~6 个月内应尽量采取纯母乳喂养；

○ 纯母乳喂养指只给婴儿喂母乳，而不给婴儿添加水、果汁、代乳品等任何液体和固体食物；

○ 坐月子要注意皮肤及外阴卫生，可以用温水刷牙，在保暖的前提下洗头洗澡；

○ 让宝宝含住大部分乳晕吃奶，能预防乳头疼痛；

○ 哺乳的妈妈要注意乳房清洁，但不建议用肥皂和酒精清洗乳头；

○ 在孕期营养的基础上，每日增加优质蛋白（鱼、禽、蛋、瘦肉、豆类）2 两，适当增加汤水，以保证乳汁的质与量；

○ 生完宝宝出院后一周内和产后 28 天，享受两次免费产后访视；

○ 产后 42 天，妈妈要到医院进行产后健康检查。

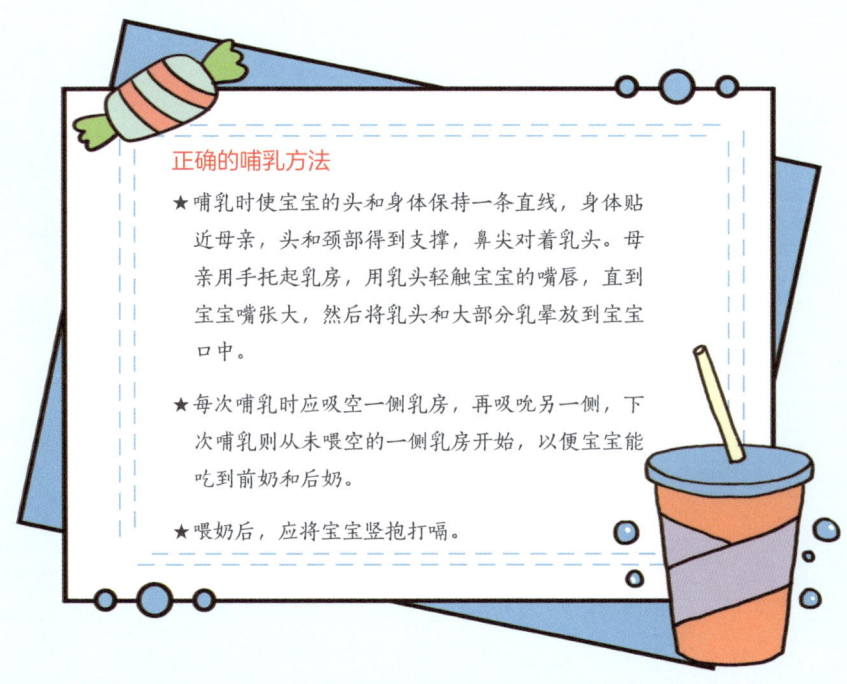

正确的哺乳方法

★ 哺乳时使宝宝的头和身体保持一条直线，身体贴近母亲，头和颈部得到支撑，鼻尖对着乳头。母亲用手托起乳房，用乳头轻触宝宝的嘴唇，直到宝宝嘴张大，然后将乳头和大部分乳晕放到宝宝口中。

★ 每次哺乳时应吸空一侧乳房，再吸吮另一侧，下次哺乳则从未喂空的一侧乳房开始，以便宝宝能吃到前奶和后奶。

★ 喂奶后，应将宝宝竖抱打嗝。

新生儿护理重点事项提醒

○ 正常足月新生儿的出生体重在 2500~4000 克之间，超过 4000 克为巨大儿，不足 2500 克为低出生体重儿；身长一般约为 50 厘米；

○ 新生儿出生后 1 小时内要实施"早接触、早吸吮、早开奶"；

○ 母乳是 0~6 个月内婴儿最佳食物和饮料，不需要添加其他食物和水；

○ 出生后 2~3 天会出现生理性黄疸，7~10 天消退；

○ 出生后要接受新生儿疾病筛查（包括先天性甲状腺功能低下症、苯丙酮尿症等遗传代谢病筛查）和听力筛查；

○ 住院期间，新生儿要接种卡介苗、乙肝疫苗等；

○ 注意脐带护理，预防感染；

○ 母乳喂养应按需喂养，哺乳不足时，更应增加喂哺次数（配方奶可另行参考）；

○ 补充维生素 D 要遵医嘱；

○ 充足的睡眠有助于新生儿生长和发育，新生儿一昼夜的睡眠时间一般为 16~20 个小时；

○ 新生儿满月时，体重增加 600 克以上，身长增加 2.5 厘米以上为正常；

○ 宝宝出生后 30 天需再次接种乙肝疫苗，并做体检。

新生儿出现以下异常，应及时就医：

★ 体温异常：新生儿腋下体温超过 37.5℃，或低于 36℃；

★ 面色发青或灰白，口周围明显青紫；

★ 反应差或烦躁不安；

★ 拒奶、哭声无力或呻吟；

★ 呼吸急促；

★ 有腹泻、呕吐等情况。

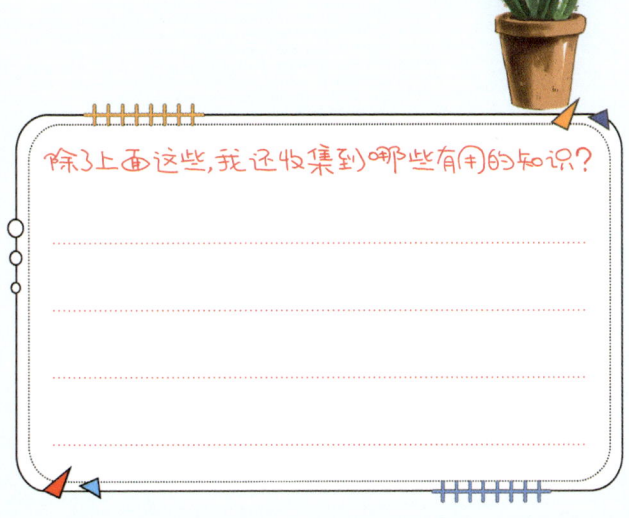

除了上面这些，我还收集到哪些有用的知识？

宝宝出生记录

年　月　日　记录人：

乳名：　　昵称：　　学名：

名字的由来：

寓意：

第一张照片

报到档案

出生日期：　　年　月　日　时　分　秒

农　历：　　年　月　日　时　分　秒

出生地点：

出生医院：

出生方式：

其　他：

生长档案

身长：　　cm　　体重：　　kg

头围：　　cm　　胸围：　　cm

属相：　　星座：　　血型：

其他：

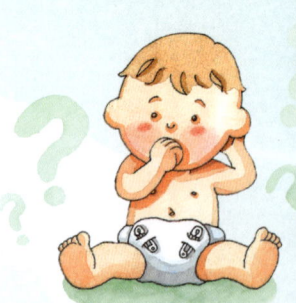

我长得像谁呢？

妈妈第一次抱宝宝

爸爸第一次抱宝宝

我们的全家福

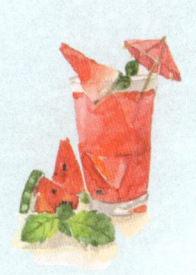
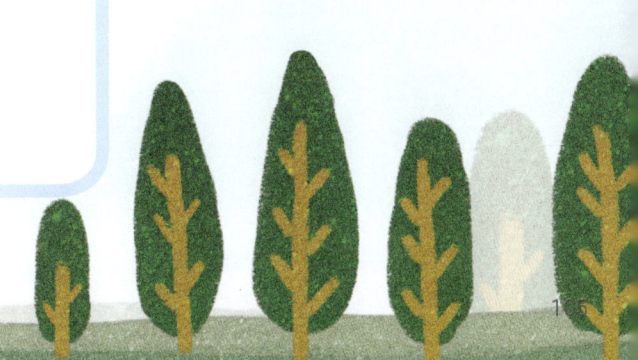

宝宝的小脚丫

留印日期：　　年　月　日（出生第　天）

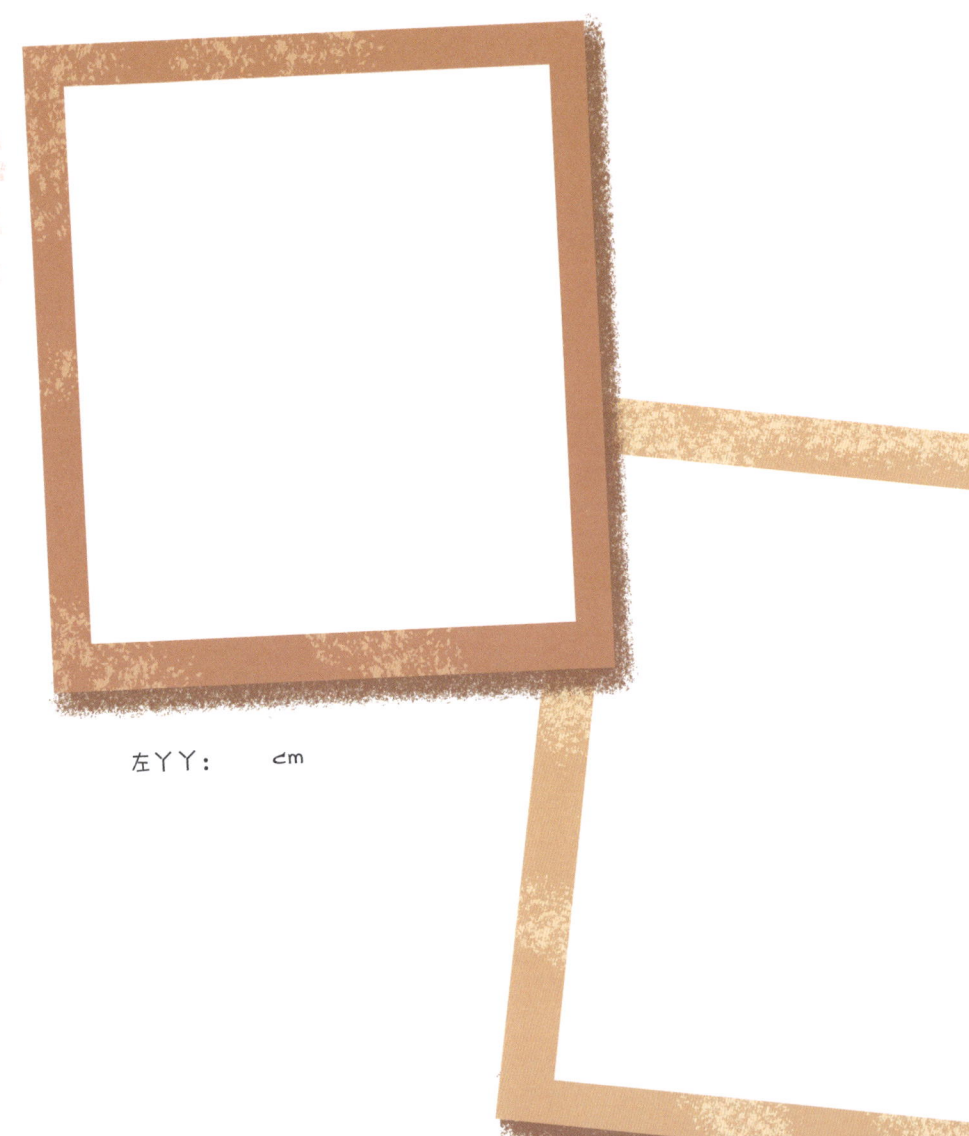

左丫丫：　　cm

右丫丫：　　cm

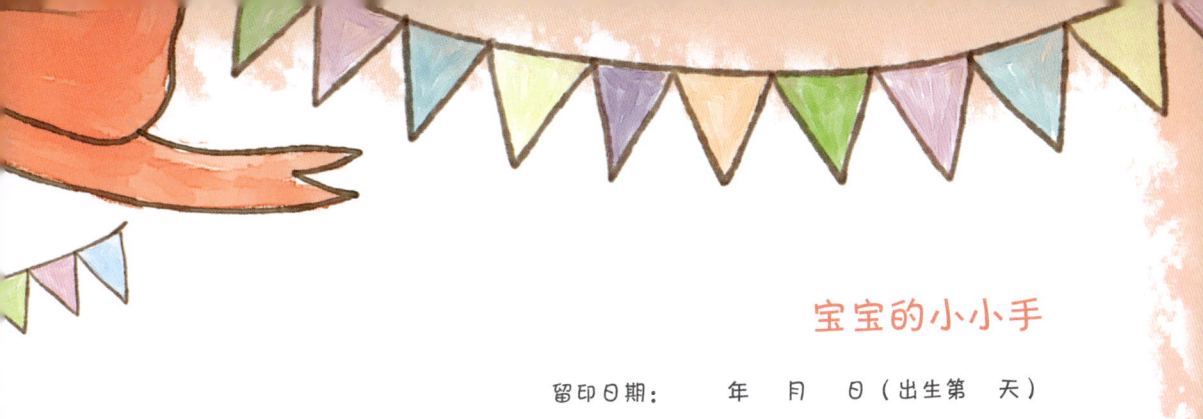

宝宝的小小手

留印日期： 年 月 日（出生第 天）

右小手： cm

左小手： cm

孕期血压、体重自测表

孕周	日期	血压（mmHg）	体重（千克）	和上周比体重增长
5周				
6周				
7周				
8周				
9周				
10周				
11周				
12周				
13周				
14周				
15周				
16周				
17周				
18周				
19周				
20周				
21周				
22周				

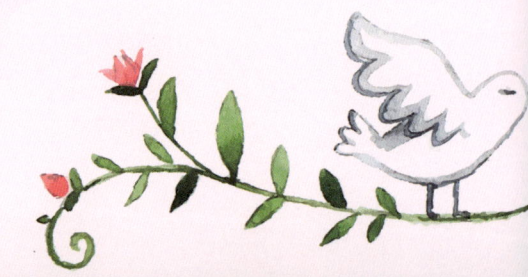

续表

孕周	日期	血压（mmHg）	体重（千克）	和上周比体重增长
23 周				
24 周				
25 周				
26 周				
27 周				
28 周				
29 周				
30 周				
31 周				
32 周				
33 周				
34 周				
35 周				
36 周				
37 周				
38 周				
39 周				
40 周				

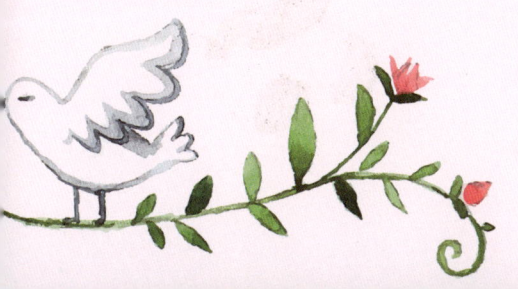

0~1岁儿童发展的里程碑

从出生到 1 个月,孩子将这样逐渐成长:
◎头可以从一边转向另一边
◎醒着时,目光能追随距眼睛 20 厘米左右的物体
◎在新生儿身边摇响铃,孩子的手脚会向中间抱紧
◎与陌生人的声音相比,婴儿更喜欢听母亲的声音
◎能分辨味道,喜欢甜味
◎对气味有感觉,当闻到难闻的气味时会转开头
◎当听到轻音乐、人的说话声时会安静下来
◎会微笑,会模仿他人的表情

发展警示
有以下状况,请赶快送孩子去看医生:
◎对大的声音没有反应
◎对强烈的光线没有反应
◎不能轻松地吸吮或吞咽
◎身高、体重不增加

1~3 个月时,孩子将这样逐渐成长:
◎俯卧时能抬头,抱坐时头稳定
◎能把小手放进嘴里,能手握手
◎喜欢看妈妈的脸,看到妈妈就高兴
◎眼睛盯着东西看
◎会笑出声,会叫,能应答性发声
◎能以不同的哭声表达不同的需要
◎喜欢让熟悉的人抱,吃奶时发出高兴的声音

发展警示
有以下状况,请赶快送孩子去看医生:
◎孩子的身高、体重和头围不能逐渐增加
◎不能对别人微笑
◎两只眼睛不能同时跟随移动的物体
◎不能转头找到声音的来源
◎抱坐时,头不能稳定

4~6 个月时,孩子将这样逐渐成长:
◎能翻身,靠着东西能坐或能独坐
◎会紧握铃铛,主动拿玩具,拿着东西就放嘴里咬
◎玩具能在两只手之间交换
◎喜欢玩脚和脚指头
◎喜欢看颜色鲜艳的东西,会盯着移动的物体看
◎会大声笑,会自己发出"o""a"等声音,喜欢别人跟他说话
◎开始认生,认识亲近的人,见生人就哭
◎会故意扔摔东西
◎喜欢与大人玩"藏猫猫"游戏
◎对周围各种东西都感兴趣
◎能区别别人说话的口气,受到批评会哭
◎有明显的害怕、焦虑、哭闹等反应

发展警示
有以下状况,请赶快送孩子去看医生:
◎不会用手抓东西
◎体重、身高不能逐渐增长
◎不会翻身
◎不会笑

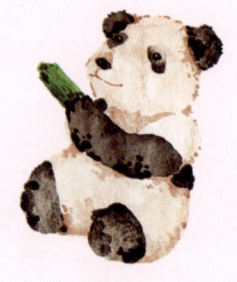

7~9 个月时，孩子将这样逐渐成长：

◎ 能自己坐，扶着大人或床沿能站立，扶着大人的手能走几步

◎ 会爬

◎ 能用一个玩具敲打另一个玩具

◎ 能用手抓东西吃，能用拇指、食指捏起细小物品

◎ 能发出"ba ba"等音

◎ 能听懂大人的一些话，如听到"爸爸"这个词时能把头转向爸爸

◎ 喜欢要人抱，会对着镜子中的自己笑

◎ 学拍手，能按大人的指令用手指出灯、门等常见物品

◎ 大人表扬自己时有高兴的表示

◎ 喜欢与大人玩"藏猫猫"的游戏

发展警示

有以下状况，请赶快送孩子去看医生：

◎ 不能用拇指和食指捏取东西

◎ 对新奇的声音或不寻常的声音不感兴趣

◎ 不能独坐

◎ 不会吞咽菜泥、饼干等固体食物

10~12 个月时，孩子将这样逐渐成长：

◎ 长出 6～8 颗乳牙

◎ 能熟练地爬

◎ 扶着家具或别的东西能走

◎ 能滚皮球

◎ 喜欢反复拾起东西再扔掉

◎ 会找到藏起来的东西，喜欢玩藏东西的游戏

◎ 理解一些简单的指令，如拍手和"再见"

◎ 会用面部表情、手势、单词与大人交流，如：微笑、拍手、伸出一个手指表示 1 岁等

◎ 会随着音乐做动作

◎ 能配合大人穿脱衣服

◎ 会搭 1～2 块积木

◎ 能模仿叫"爸爸""妈妈"

◎ 喜欢跟小朋友一起玩

发展警示

有以下状况，请赶快送孩子去看医生：

◎ 当快速移动的物体靠近眼睛时，不会眨眼

◎ 还没有开始长牙

◎ 不会模仿简单的声音

◎ 不能根据简单的口令做动作，如"再见"等

◎ 不能和父母、家人友好地玩

说明：本文摘自《0~6 岁儿童发展的里程碑》中的 0~1 岁部分

我们可以通过观察、分析上面这些生长发育的标志，了解儿童身心发展是否在正常范围内。如果孩子出现"发展警示"中的情况，要及时咨询医生或幼儿教育工作者。

图书在版编目（CIP）数据

怀孕日记 / 中国残疾人联合会康复部，国家卫生健康委妇幼司编. -- 北京：华夏出版社有限公司，2019.8（2019.9重印）

ISBN 978-7-5080-9780-0

Ⅰ.①怀… Ⅱ.①中… ②国… Ⅲ.①妊娠期–妇幼保健–基本知识 Ⅳ.①R715.3

中国版本图书馆CIP数据核字（2019）第135587号

怀孕日记

编　　者	中国残疾人联合会康复部
	国家卫生健康委妇幼司
责任编辑	张　平　黄　欣
责任印制	韩京心

出版发行	华夏出版社有限公司
经　　销	新华书店
印　　装	北京利丰雅高长城印刷有限公司
版　　次	2019年8月北京第1版
印　　次	2019年9月北京第2次印刷
开　　本	720×1030　1/16
印　　张	7
字　　数	70千字
定　　价	25.00元

华夏出版社有限公司　网址：www.hxph.com.cn
地址：北京市东直门外香河园北里4号　邮编：100028
若发现本版图书有印装质量问题，
请与我社营销中心联系调换。电话：（010）64618981